Die Omega-3-Antwort

Einer Fettsäure auf der Spur

Die Dr. Johanna Budwig Stiftung

Dank

Ein herzliches Dankeschön geht an Dr. Bertrand Matthäus vom Max Rubner-Institut in Münster. Der Lebensmittelchemiker bereicherte unser Buch um so viel wertvolles Spezialwissen und räumte mit einigen großen Vorurteilen auf. Wir hätten uns mit ihm noch Stunden angeregt über Lipide unterhalten können - eine interessante Erfahrung.

Entscheidende Hinweise bekamen wir von Dr. Simone Riehl. Die Archäobotanikerin klärte uns darüber auf, dass mehrere Jahrzehnte Forschung Wissen hervorbrachte, was unsere Vorfahren aus der Steinzeit anscheinend instinktiv schon hatten. Vielen Dank für das sehr nette und erhellende Gespräch.

Wir danken Dr. Karl-Josef Groß und dem gesamten „Verband der ölsaatenverarbeitenden Industrie in Deutschland (OVID)" dafür, dass wir ihn über das Pressverfahren von Ölen ausquetschen durften. Aus diesem Gespräch zogen wir Informationen, die so gehaltvoll waren wie ein wertvolles Öl.

Wir danken außerdem allen Autoren, deren Bücher für uns wertvolle Hinweise enthielten, für ihre hervorragende Vorarbeit. Wir erlaubten uns, aus einigen dieser Bücher auch in dem vorliegenden Werk in gekennzeichneter Weise zu zitieren. Besonders geholfen haben uns die Bücher „Leinöl macht glücklich" von Hans-Ulrich Grimm und „die Neue Medizin der Emotionen" von David Servan-Schreiber. Zwei tolle Bücher, die wir hier nur weiterempfehlen können. Natürlich gebührt aber auch den zahlreichen wissenschaftlichen Autoren unser Dank, deren Ergebnisse wir unter Quellangaben uns erlaubt haben, aus unserer Sicht zusammenzufassen.

Inhaltsverzeichnis

KAPITEL 1

Omega-3 aus dem Meer

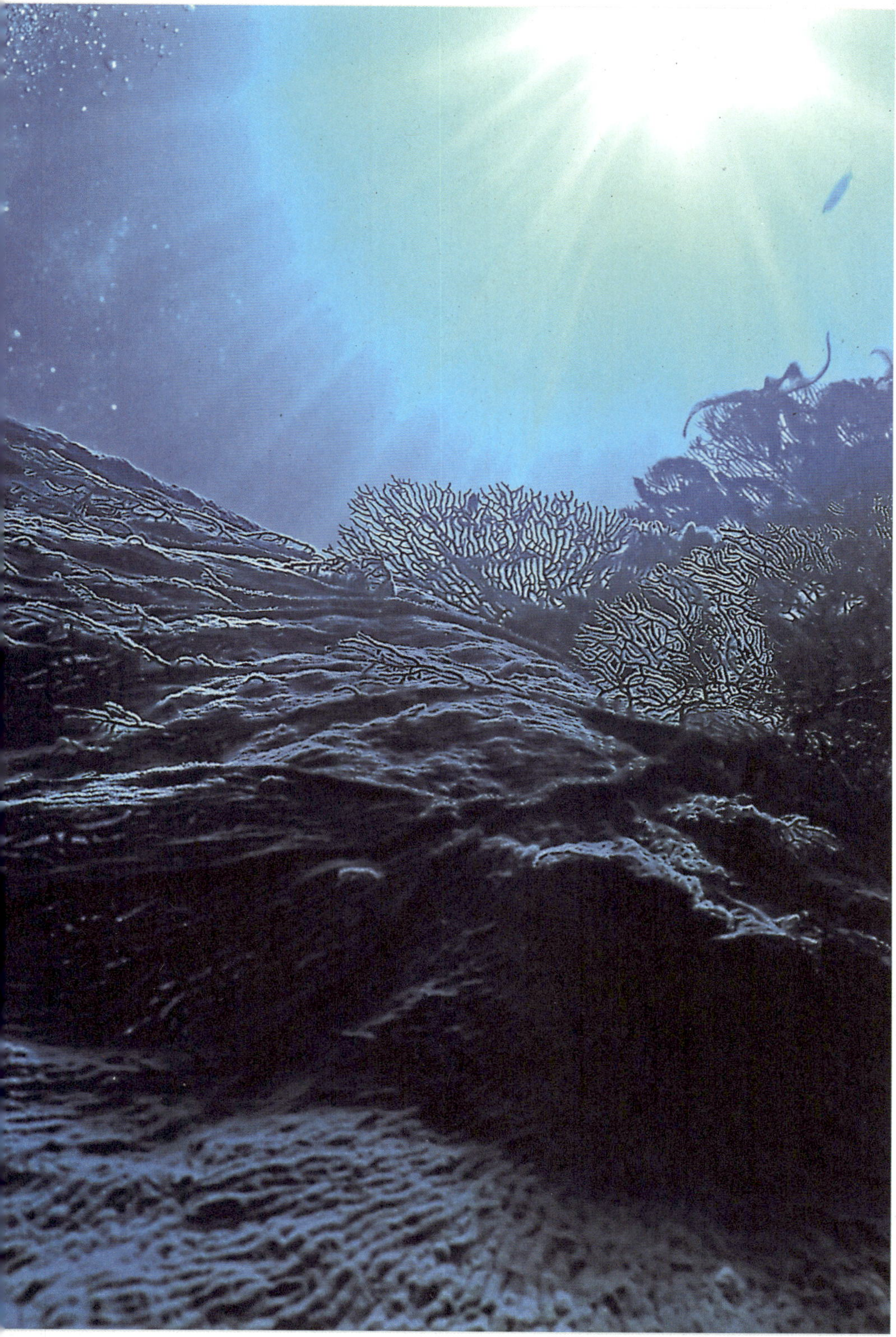

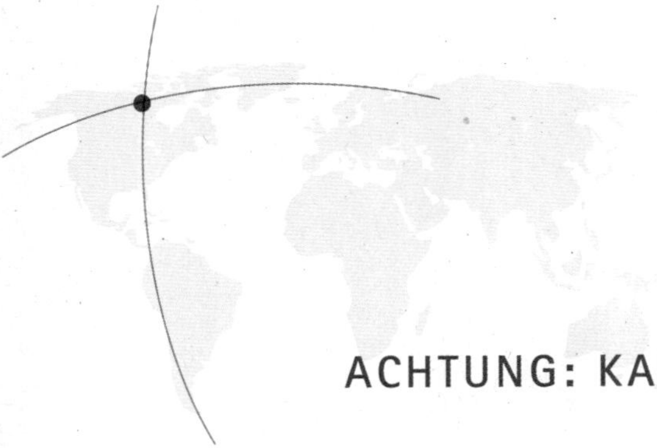

ACHTUNG: KALT UND FETTIG!

Die starken Herzen der Inuit. Fisch und Omega-3 – eine echte Grätchenfrage. Und warum in Wirklichkeit den Allerkleinsten die größte Ehre gebührt.

Kanada, 1944, nördlich des 60. Breitengrades

Hugh Sinclair merkte, wie die Kanada-Expedition an seinen Kräften zu zehren begann. Er kuschelte sich noch tiefer in seine Decken und schaute zu den Eskimos am anderen Ende des Feuers hinüber. Der eine hatte anscheinend gerade einen Witz erzählt, denn alle lachten. Doch Sinclair fand etwas ganz anderes komisch: Seine Reihenuntersuchungen der Iris von Eskimos hatten keinerlei Aufhellungen gezeigt, nicht einmal bei den sehr Alten, was auf ein sehr intaktes Gefäßsystem hinwies. Und das bei dieser Ernährung! Schon den vierten Tag hintereinander aßen die Eskimos Walspeck und Fisch. Und morgen, übermorgen und nächste Woche würde es das Gleiche geben. Doch trotz dieser einseitigen, fettigen Ernährung kannten die Einheimischen hier kaum Herzkrankheiten. Die Gedanken im Kopf des britischen Biochemikers rankten sich wieder hin zu seiner Lieblingsfrage: „Warum macht das Fett aus dem Meer die Eskimos so gesund?" Plötzlich war er wieder hellwach.

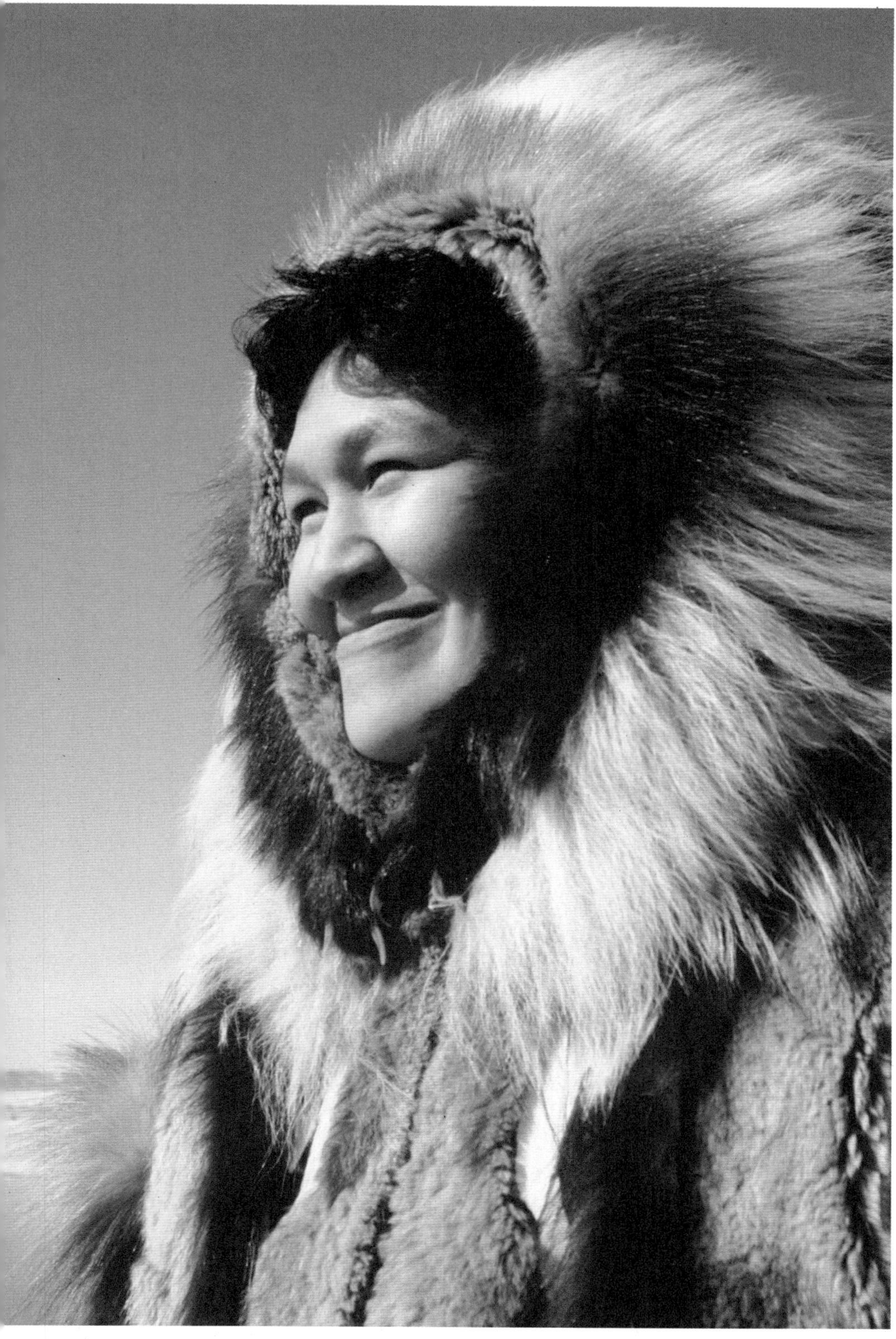

Damals war sich die Wissenschaft eigentlich sicher: Fette sind für Herz und Gefäße ungesund. Die Vermutung Sinclairs, fette Fische könnten für die starken Eskimoherzen verantwortlich sein, war zum damaligen Zeitpunkt revolutionär. Und fand – wie auch die Thesen anderer Pioniere der Fettforschung zuvor – kaum Gehör. Es sollte noch ganze Jahrzehnte dauern, bis er und zwei andere Forscher Daten auf den Tisch legten, die die internationale Wissenschaftler-Szene wachrüttelten. Die beiden anderen Männer waren die Dänen Hans Olaf Bang und Jørn Dyerberg. Wieder ging es um die Herzen von Eskimos, diesmal allerdings schlugen sie in Grönlands Inuit. Als Datenquelle diente den Wissenschaftlern die offizielle grönländische Gesundheitsstatistik von 1973 bis 1976. Sie wies die koronare Herzkrankheit für nur 3,5 Prozent aller Todesursachen aus. Im selben Zeitraum gab es insgesamt durchschnittlich gerade einmal 9,5 Herzinfarkte pro Jahr auf ganz Grönland. Neunkommafünf! Was für eine Traumzahl in den Ohren westlicher Industrienationen: Schon seit den 50er Jahren galt dort der Herzinfarkt als Todesursache Nummer 1.

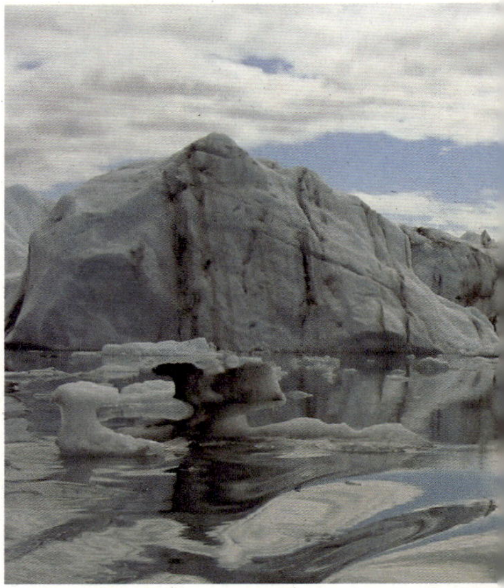

Und das Forscherteam guckte noch genauer hin und erkannte: Die Mehrzahl der grönländischen Herzkrankheiten stammte aus dem südlichen Grönland, wo westlicher Lebensstil bereits weit verbreitet war. Ganz anders sah es da im Umanak-Distrikt aus: Auf der robbenförmigen, felsigen Insel im Norden Grönlands, 590 Kilometer nördlich des Polarkreises, lebten zu diesem Zeitpunkt 2.600 Menschen. Sie jagten Robben, Wale und Heilbutt und ernährten sich noch sehr ursprünglich. Hier trat im gesamten Zeitraum kein einziger Infarkt auf.

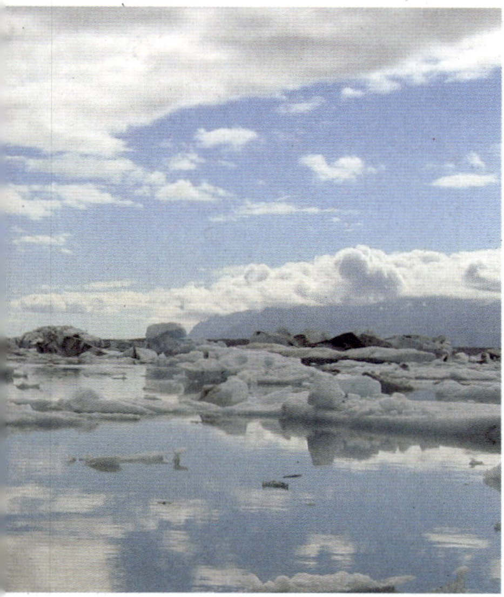

Begeistert nahmen sich die Forscher auch andere Daten vor und scheuten dabei keine noch so große Zahlenflut. Sie schauten auf die Entwicklung norwegischer Herzkrankheiten im Zweiten Weltkrieg und nutzten die Daten wie eine riesige Interventionsstudie. Heraus kam: Im Zweiten Weltkrieg gab es drastisch weniger kardiovaskuläre Todesfälle in Norwegen als in den Jahren vorher und nachher. Bang und Dyerberg sahen einen Zusammenhang zu den veränderten Ernährungsgewohnheiten: Denn im hohen Norden herrschte im Krieg Nahrungsknappheit, der Import erlahmte, und Norwegens Fischkutter mussten wieder häufiger auslaufen, um die Menschen im Land zu ernähren. Im Schnitt verdreifachten die Norweger zu Kriegszeiten ihren Fischverzehr und erreichten damit beinahe die Ernährungsgewohnheiten der Inuit.

In den folgenden Jahren trudelten immer mehr herzerfrischende Ergebnisse ein. Auch im seafood-freundlichen Japan, China und in den Niederlanden bewiesen Forscher die positive Wirkung des gesunden Fettes namens Omega-3. Was Hugh Sinclair vor mehr als einem halben Jahrhundert erstmals vermutete, ist heute bewiesen: Fett von Kaltwasser-Fisch tut unserem Herzen und unseren Gefäßen gut.

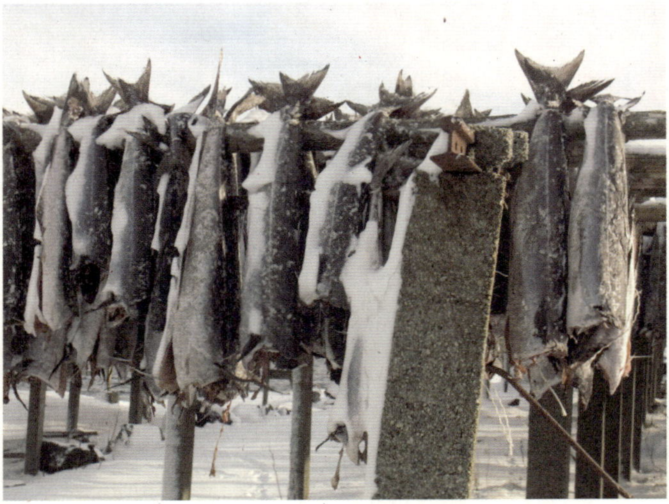

Die Begeisterung für Fisch schlug große Wellen. Von den Forschungsergebnissen motiviert brach eine regelrechte Euphorie los, und Omega-3 wird bis heute von den meisten Menschen nur im Zusammenhang mit Fisch gesehen. Dabei kommt Omega-3 auch in vielen anderen Lebewesen und auch außerhalb des Meeres vor (vgl. Kapitel 2). Fisch und Omega-3 hängen also gar nicht untrennbar zusammen. Auch Walspeck ist voll mit Omega-3. Und man muss kein Zoologe sein, um zu wissen: Wale sind nun mal keine Fische. Die „Grätchenfrage" ist also: Woher hat der Fisch sein Omega-3-Fett?

Der Grund liegt in den niedrigen Temperaturen kalter Meere. Sie sind eine echte Herausforderung für alle Lebewesen und würden ihnen normalerweise die Lebenssäfte erstarren lassen. Doch die Evolution bediente sich eines Tricks: Omega-3. Das Fett fungiert als eine Art biologisches Frostschutzmittel und hält das Blut auch bei Minusgraden geschmeidig. Gebildet wird es aber nicht vom Fisch selbst, sondern vor allem von den maritimen Kleinstlebewesen – dem Plankton. Und so gelangen die Fische kalter Meere auch zu ihrem hohen Omega-3-Gehalt: Sie fressen Plankton. Den Kleinsten gebührt hier also die größte Ehre.

Die fetten Fische sind vorbei

„Einmal pro Woche Fettfisch" empfiehlt die Deutsche Gesellschaft für Ernährung (DGE) auf ihrer Homepage, andere Fachgremien raten zu „zweimal wöchentlich Kaltwasserfisch". Doch wer sich mit dieser Faustregel bewaffnet im Supermarkt nun häufiger ein Zuchtlachsfilet aus der Tiefkühltruhe angelt, ist unter Umständen immer noch nicht ausreichend versorgt.

Denn schließlich geht es den Fischen doch auch nicht anders als uns: Auch sie nehmen Omega-3 nur mit der Nahrung auf. Und ein Ostseefisch hat im Gegensatz zu seinem Artgenossen aus eiskalten Gewässern kein so omega-3-haltiges Plankton als Nahrung. Der Gehalt kann innerhalb einer Art also stark schwanken. Viel entscheidender als die Spezies ist die Frage: Woher kommt der Fisch, und was fraß er?

Dennoch stimmt es, dass die verschiedenen Meereslebewesen bei gleicher Ernährung unterschiedlich viel Omega-3 in ihrem Körper speichern. Einen Anhaltspunkt gibt die unten dargestellte Tabelle.

Tab. 1: Omega-3-Gehalt (EPA + DHA) in g pro 100 g verschiedener Fische/Krustentiere

Gehalt in g/100 g Fisch		Gehalt in g/100 g Fisch	
Hering	1,7–1,8	Austern	0,4–1,0
Sardinen	1,0–1,7	Thunfisch	0,3–0,7
Lachs	1,0–1,8	Shrimps/Crab	0,3–0,4
Forelle	0,8–1,0	Muscheln	0,2–0,3
Makrelen	0,3–1,6	Kabeljau	0,1–0,2
Heilbutt	0,4–1,0	Hummer	0,1–0,4

(Kris-Etherton et al, Circulation, 106:2747-2757; 2002)

Omega-3-Quellen aus dem Meer

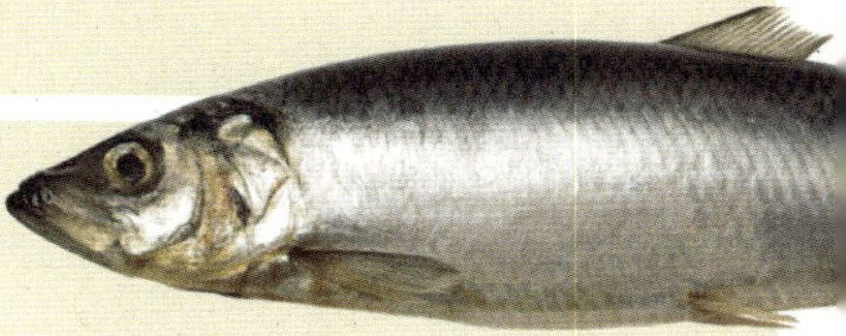

Von wegen stumm!
Porträt eines schuppigen Omega-3-Königs

„In einen Harung jung und schlank (zwo, drei, vier, ssstata, tirallalla), der auf dem Meeresgrunde schwamm (zwo, drei, vier, ssstata, tirallalla), verliebte sich – oh Wunder! – ne olle Flunder, ne olle Flunder!" Und verstehen kann man die ältliche Scholle aus dem Lied. Denn Heringe (Clupea harengus) sind nicht nur schlank – sie können auch noch viel. So trauten Filmleute, die vor Rügens Küsten drehten, ihren Ohren kaum: Wurden die Heringsschwärme der Taucher gewahr, stießen sie Fieplaute aus, die noch aus sieben Metern Entfernung wahrnehmbar waren. Mit dem Vorwurf kommunikationsfreier Stummheit braucht man dem sozialen Groß-Familienfisch also nicht mehr zu kommen.

In bis zu mehreren Kilometer langen und mehreren hundert Meter breiten Schwärmen zieht er durch den Nordatlantik und die Nebenmeere. Dabei finden sich viele Lokalrassen, z.B. der als Strömling bezeichnete gerade mal 20 Zentimeter kleine Ostseehering. Sein großer Atlantik-Bruder wird hingegen schon mal einen halben Meter lang und bis zu 20 Jahre alt – schließlich frisst er ja auch jede Menge Omega-3-Plankton. Und das gesunde Fett gibt ein Hering auch nicht so schnell wieder her: Sein Omega-3-Gehalt toppt den aller anderen Fischarten. Vorausgesetzt, das Plankton stimmt, ist der Hering der Omega-3-König unter den Fischen.

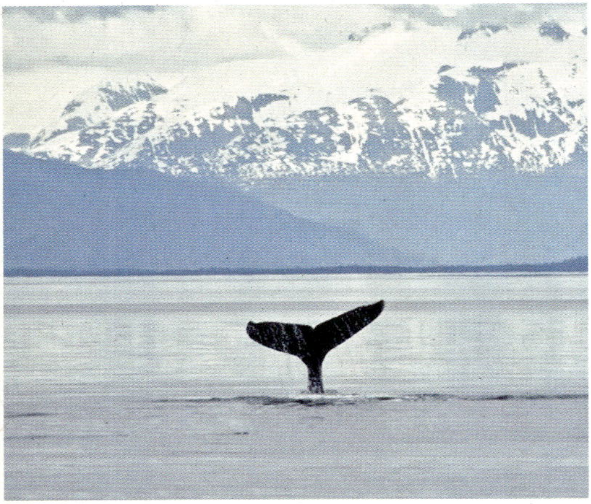

Walspeck

Wer sich denkt: Ich mache es wie die Eskimos und greife zum Walspeck, dem sei gesagt: Im Speck von Wal, Robbe und Co. lagern leider nicht nur Omega-3-Fettsäuren. Auch Umweltgifte wie Schwermetalle sammeln sich entlang der Nahrungskette im Fett der Meerestiere. Daher ist vom Verzehr abzuraten. Abgesehen davon ist die Jagd auf Wale ohnehin verboten.

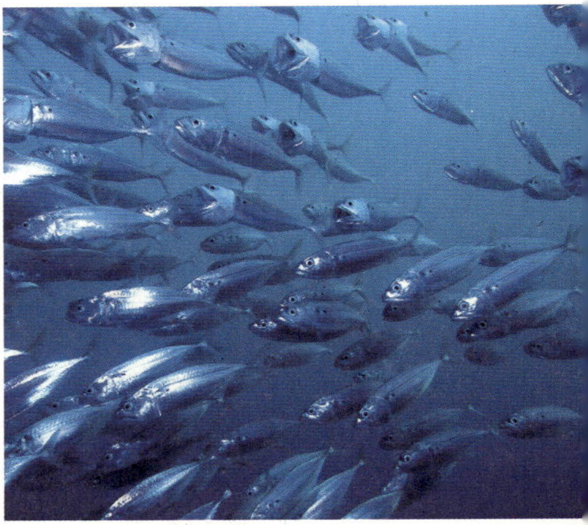

Fisch und Schalentiere

Mit zweimal Hering, Makrele oder Lachs aus kalten Gewässern pro Woche macht man sicherlich nichts falsch. Zu bedenken bleibt: Insbesondere Wildfang kann Umweltgifte enthalten, Zuchtfisch hingegen unter Umständen weniger Omega-3 sowie Rückstände von Antibiotika oder Fungiziden. Ein weiterer Aspekt kommt aus einer ganz anderen Richtung: Steigerten wir alle unseren Fischkonsum, wären die Meere noch stärker überfischt.

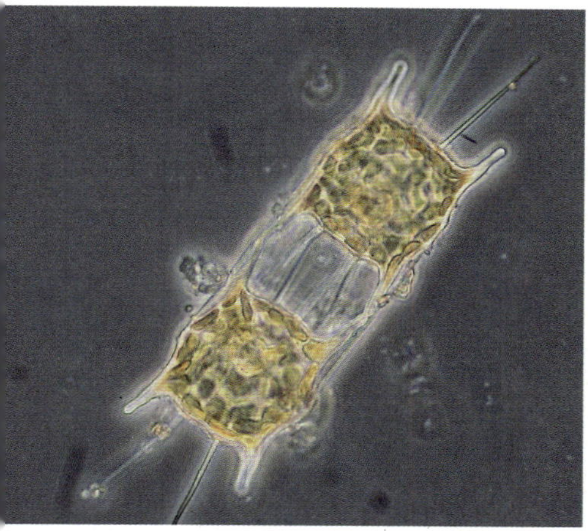

Plankton-Präparate

Warum eigentlich nicht gleich Plankton essen, wenn diese Kleinstlebewesen aus dem Meer die Quelle für Omega-3 sind? In der Apotheke gibt es bereits derartige Präparate aus Mikro-Algenöl (Einzelleröl) zur Nahrungsergänzung. Auch hier empfiehlt es sich, beim Präparat der Wahl vorher noch unabhängige Testberichte einzuholen.

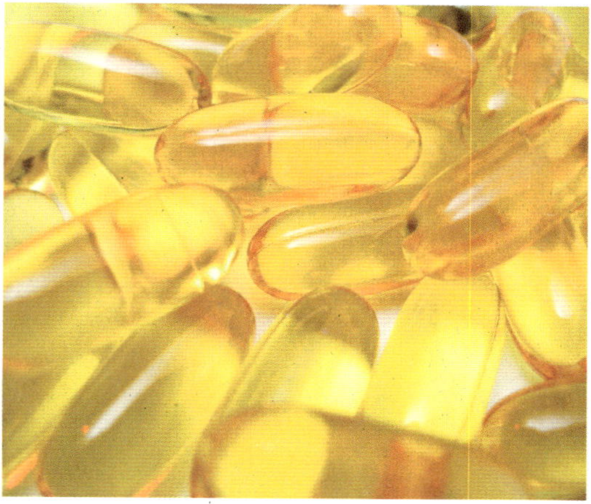

Fischölkapseln

Fischölkapseln sind so etwas wie die Neuauflage von Lebertran. Ein Nachteil: Sie können zu Aufstoßen mit Fischgeruch führen. Ein Vorteil gegenüber z.B. Wildfisch: Hochwertige Fischölkapseln weisen keine Umweltbelastungen auf. Doch wie viel Omega-3 ist tatsächlich enthalten? Es empfiehlt sich, aktuelle Testberichte zu Rate zu ziehen. Diese bescheinigen den Präparaten zum Teil erstaunliche Qualitätsunterschiede.

KAPITEL 2

Omega-3 vom Land

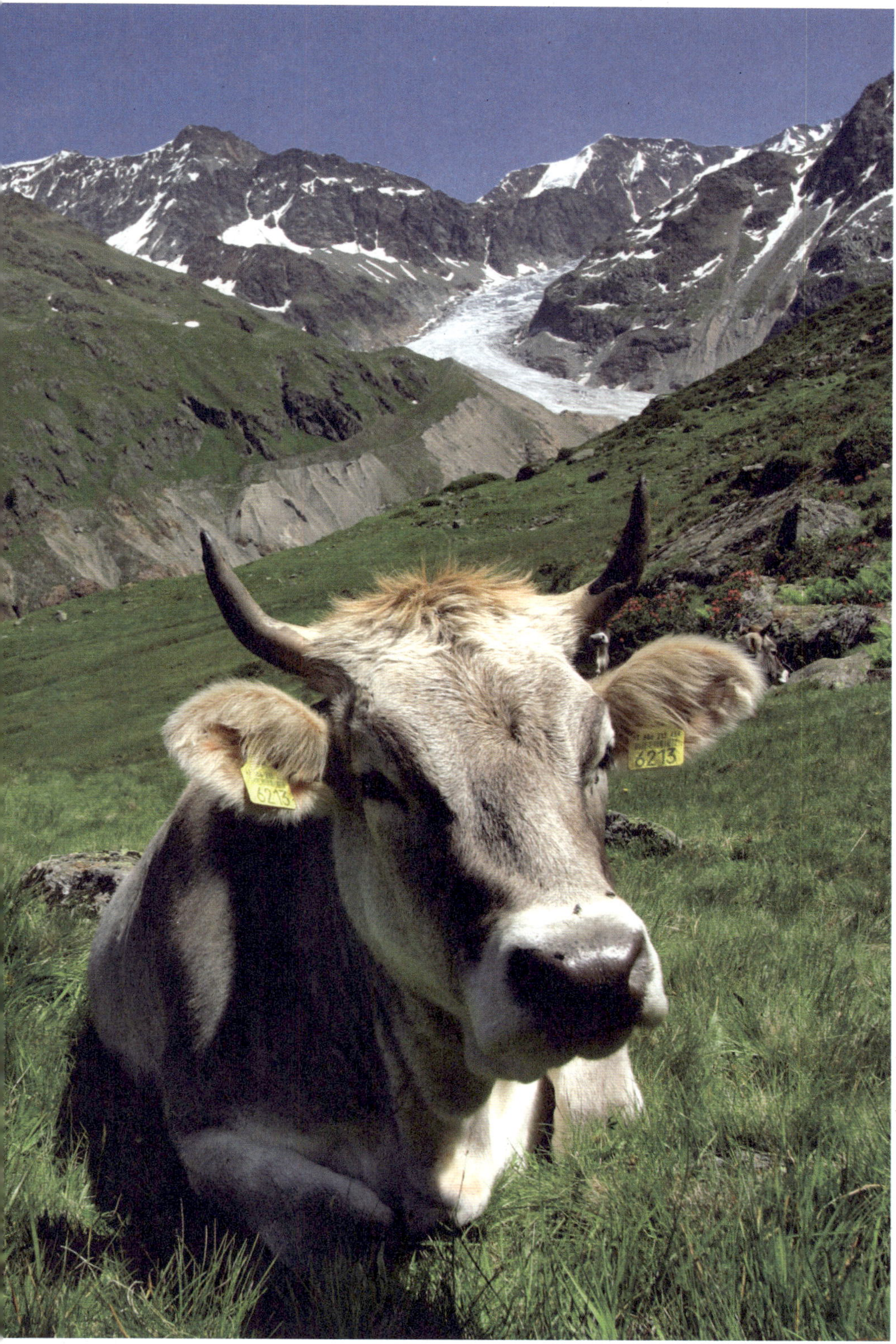
6213
6213

STEINZEIT-MAHLZEIT

Wie der Flachs begann: Dass Gras früher aber auch nicht ohne war. Und warum sich die Kanadier eine 13.000 Jahre alte Frage stellten.

Fruchtbarer Halbmond, 11.000 Jahre vor Christus, 32. Breitengrad

Sie würden bleiben und warten. Die Sammler, die erstmals Samen säten. Und auch die Jäger, die sich erstmals über eine mögliche Wasserversorgung der Pflanzen den Kopf zerbrachen. Bald würden sie die erste Ernte einbringen. Und ohne es zu wissen, erlebten diese Menschen so ganz nebenbei große Momente unser aller Zivilisationsgeschichte. Vor etwa 13.000 Jahren machten sie sich in den östlichen Regionen des Mittelmeeres sesshaft. Sie waren die ersten, und ihrem Vorbild würde in den kommenden Jahrtausenden beinahe die gesamte Weltbevölkerung folgen. Damals reduzierte ein sich erwärmendes Klima das Nahrungsangebot und zwang zur Vorratshaltung. Die Menschen begannen mit dem Ackerbau.

Zuerst wogten Ähren von Einkorn, Weizen und Emmer im Wind, auch Erbsen und Linsen wurden schon früh angebaut. Viele unserer späteren Kulturpflanzen wuchsen damals noch als Urform an

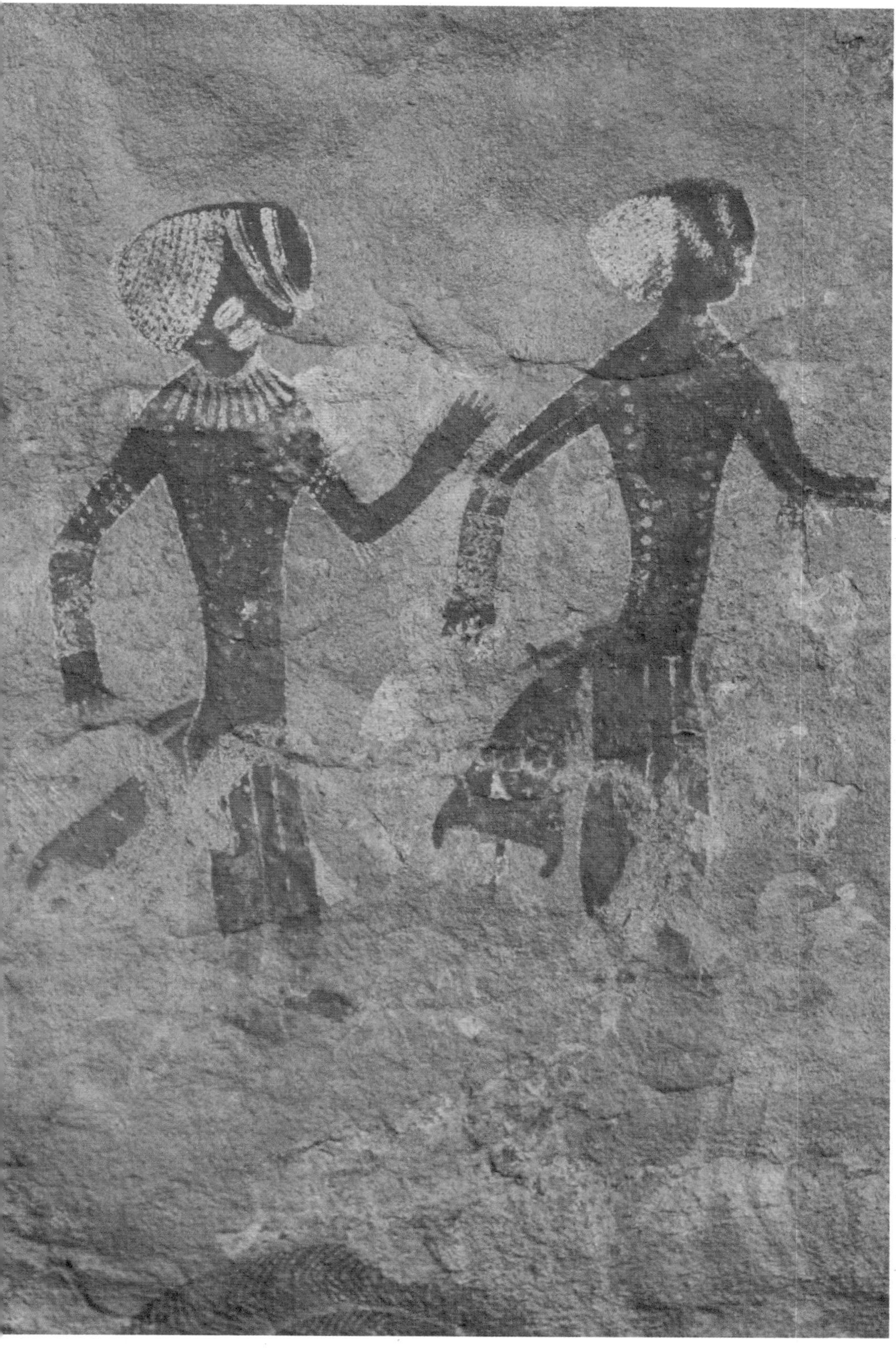

ihren natürlichen Standorten. Die Sammler wussten, wo sie wuchsen und suchten diese Stellen jedes Jahr wieder auf. So könnte es auch bei *Linum bienne*, dem wilden Lein, gewesen sein. Vielleicht stand eine alte Frau an einer Wiese und sammelte die Samen der noch wilden Pflanze. Das war gar nicht so einfach, da die Samen heraussprangen und verloren gingen. So hatte die Sammlerin ungewollt über die Jahre immer mehr Lein an diesem Ort ausgesät. Die alte Frau lächelte. Denn sie hatte eine Idee. Sie blickte auf die kleinen schwarzen, ölhaltigen Samen in ihrem Beutel und überlegte: „Wie wäre es, wenn ich die Samen zu Hause ausstreue?" Denn ob sie im nächsten Jahr den Weg hierher noch schaffen würde, war nicht sicher. Und so pflanzte die Alte noch am gleichen Tag das erste Feld mit Flachs von ihren gesammelten Leinsamen. Es sollte nicht das letzte sein auf diesem Planeten.

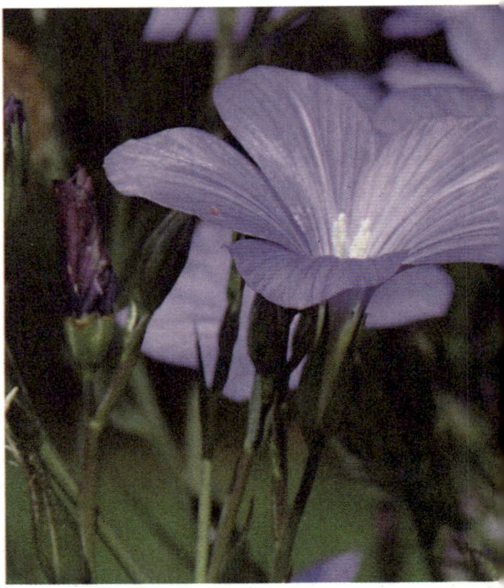

„Lein gehört zu den ältesten Kulturpflanzen der Menschheit", sagt Dr. Simone Riehl. Als studierte Archäobotanikerin am Institut für Ur- und Frühgeschichte in Tübingen untersucht sie seit 18 Jahren Überreste von Pflanzen vergangener Zeiten – und deutet deren Geschichte. Sie bestätigt: „Samenfunde belegen, dass Lein schon in der Wiege der Menschheit, im Fruchtbaren Halbmond, angebaut wurde."

Von da an trat die nützliche, blaublütige Pflanze ihren Eroberungszug an. „Viele Kulturen im temperaten und mediterranen Raum der alten Welt bauten Lein an", so Dr. Riehl. In Ägypten wurden später Leingarne zu feinsten Stoffen gewoben und die verstorbenen Pharaonen mit dem firnisbildenden Leinöl konserviert. Die großen Segel der Schiffe waren aus Leinen, Überreste der Saat fanden sich bei den Ausgrabungen von Troja und Qatna. „Die Liste der Fundorte ist endlos lang", sagt die Archäobotanikerin. Und noch heute künden Redewendungen wie „ins Blaue fahren" von einem großflächigen Anbau des Leins auch in unserem Lande. „Seine heutige Rolle als Omega-3-Spender dürfte früher jedoch keine große Rolle gespielt haben", so Dr. Simone Riehl. Denn: Früher hatten die Menschen im Gegensatz zu heute viele Quellen für diese Fettsäure und dürften gut versorgt gewesen sein.

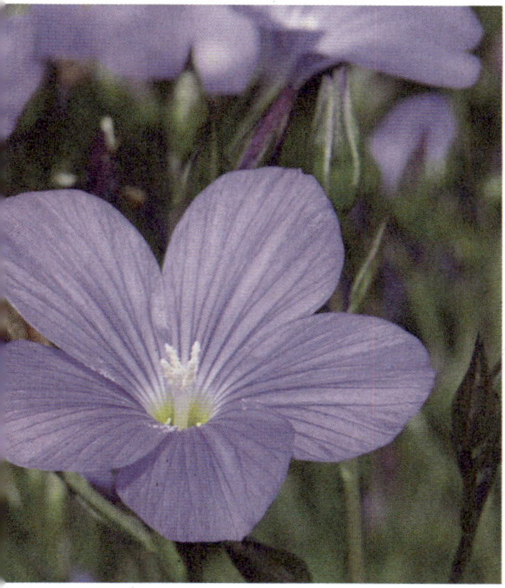

„Alle Pflanzen, die Photosynthese betreiben, produzieren mehr oder weniger stark Omega-3", so die Wissenschaftlerin. Ein wichtiger Lieferant wächst fast überall: Gras. Allerdings ist Gras nicht gleich Gras. So kommt auf stark gedüngten Weiden weniger Omega-3 vor als auf Wildwiesen. Dies fand jetzt ein Forscherteam aus der Schweiz in einem groß angelegten „Bergmilchprojekt" heraus. Wildes Gras – so die Wissenschaftler – kommt auf ganze 60 Prozent Omega-3 im Fettanteil, Zusatzfutter wie Silomais nur auf einen Bruchteil davon. Die Untersuchungen ergaben eine besonders omega-3-reiche Milch bei Kühen, die sich von karger Alpenwiesen-Vegetation ernährten.

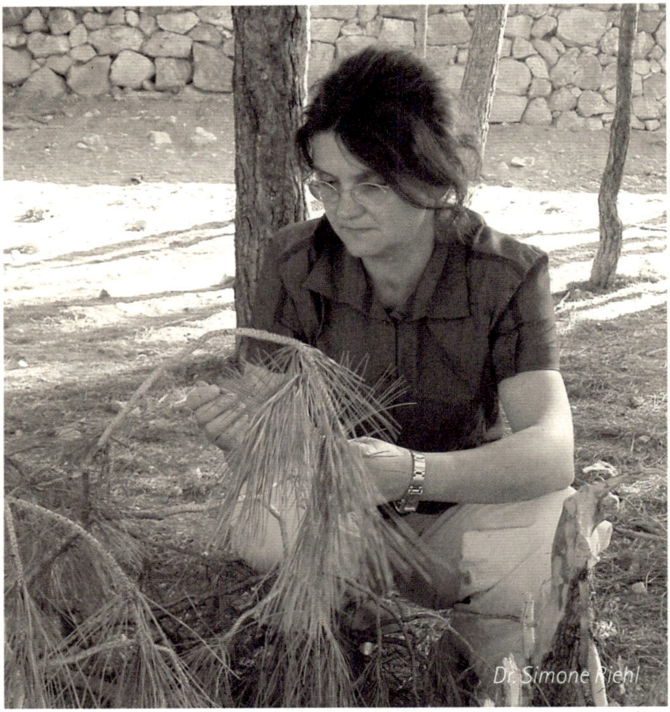
Dr. Simone Riehl

Was früher von Natur aus funktionierte, wird heute bewusst arrangiert. „Um so genannte Omega-3-Eier zu erhalten, werden Hühner zum Beispiel mit *Salvia hispanica* gefüttert", weiß Dr. Riehl. Dieser mexikanische Salbei ist sehr omega-3-reich und wurde bereits von den Azteken genutzt. „Ich glaube, die Menschen haben früher instinktiv gespürt, was ihr Körper braucht. Vielleicht weil sie naturverbundener waren", sagt Dr. Riehl und ergänzt: „An den Ausgrabungsstellen finden wir immer wieder Reste von Pflanzen, die sehr gesund sind. Viele davon sind heute längst vergessen oder nur noch Teil von Arzneimitteln." So gibt es zum Beispiel sehr viele archäologische Siedlungen, in denen Portulak gefunden wurde. Dieses Gemüse enthält neben viel Omega-3 auch noch Vitamin C und stand früher möglicherweise regelmäßig auf dem Speiseplan. Heute ist es fast in Vergessenheit geraten.

Wieder aufgetaucht ist dafür der Lein. In verschiedenen Ländern dieser Welt erlebt diese uralte Kulturpflanze ihre Wiedergeburt. Nachdem sich die gesunde Wirkung des Omega-3-Öls herumgesprochen hat, ist der Bedarf groß. So hat sich die kanadische Regierung der Kulturpflanze aus der alten Welt angenommen. Und stellt 13.000 Jahre später die gleiche Frage wie einst die ersten sesshaften Menschen am östlichen Mittelmeer: „Wie wäre es, wenn wir die Samen bei uns zu Hause ausstreuen?" Mittlerweile ist Kanada mit Hunderttausenden Hektar Anbaufläche und einem Ertrag von 754.000 Tonnen Saat pro Jahr (Stand: 2003) größter Leinexporteur der Welt.

In seinem sehr lesenswerten Buch „Leinöl macht glücklich" schreibt der Autor Hans-Ulrich Grimm: „Die Kanadier haben, früher als andere, die Potenziale der Lein-Pflanze im neuen Jahrtausend erkannt". Und weiter: „In einer Zeit, da die Sozialsysteme immer stärker unter Druck stehen, muss auch die Medizin statt neuer High-Tech-Therapien eher nach preisgünstigen Präventionsmaßnahmen suchen, um teure Zivilisationskrankheiten zu verhindern. Lein kann da viel leisten." Ein wenig mehr Steinzeit auf unseren Tellern schadet also anscheinend auch im neuen Millennium keineswegs.

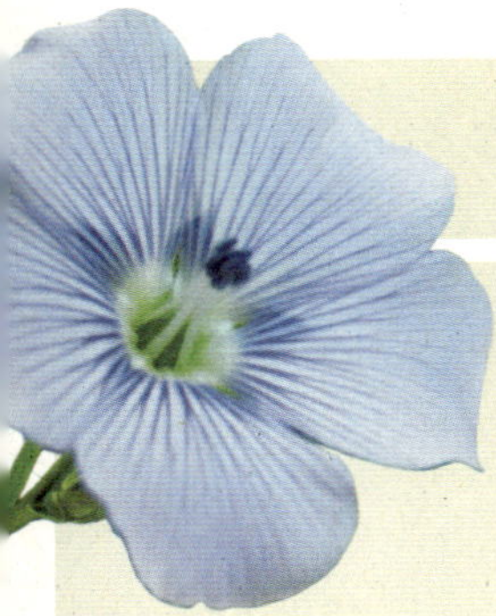

Omega-3-Quellen vom Land

Echt blaublütig

Porträt eines uralten Omega-3-Königs

„Überaus nützlich, dieser Lein!" Das dachte sich wohl der schwedische Botaniker Carl von Linné 1753, als er für sein großes Werk „Species plantarum" nach einem Zweitnamen für die uralte Kulturpflanze sann. Und so hatte der Lein seinen Namen weg: *Linum usitatissimum* – der überaus nützliche Lein. Über 200 Arten gibt es heute – hervorgegangen sind sie alle aus dem wilden Lein, *Linum bienne.*

Mit der Domestikation des Leins als Kulturpflanze wurde die aufspringende Kapsel, über die die Samen verbreitet werden, weggezüchtet. Heute wird nur noch Schließlein angebaut.

Leinöl ist ein gesundes Speiseöl. In der Vergangenheit wurde es aber wegen seiner langsamen Trocknungsdauer und Fähigkeit zur Firnisbildung vor allem zur Bereitung von Farben, Lacken oder auch Linoleumbodenherstellung verwandt. Die Pressrückstände (Leinkuchen) dienen häufig als Viehfuttermittel, und die Faser wird in der Textilindustrie genutzt. Mit der Einführung der Baumwolle erlebte der Leinanbau einen starken Rückgang. Heute sind die blauen Blütenmeere der Leinpflanze auch bei uns wieder häufiger zu sehen, denn der Bedarf an seinem gesunden Öl steigt ständig. Wegen seiner vielfältig positiven Wirkung auf verschiedene Krankheitsbilder wurde der Lein 2005 zur Heilpflanze des Jahres gekürt.

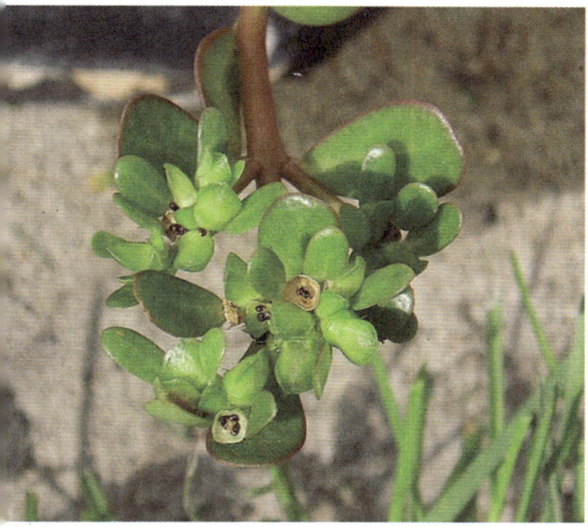

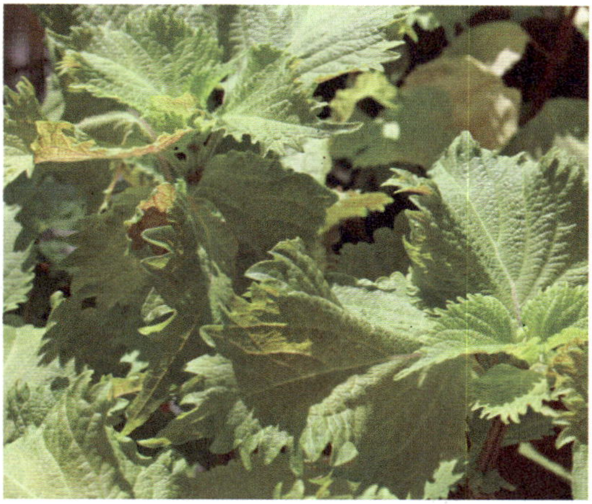

Gemüse-Portulak

Viele Fundorte seiner Überreste lassen vermuten: Portulak *(Portulaca oleracea)* wurde früher häufig gegessen. Wie viele Wildgemüse ist er aber in der Neuzeit in Vergessenheit geraten. Schade, denn die Pflanzen enthalten größere Mengen an Vitamin C und Omega-3 sowie viele weitere Vitalstoffe. Junge Blätter schmecken leicht säuerlich, salzig und nussartig, ältere Blätter dagegen bitter. Portulak wird klein geschnitten in Salaten oder im Quark verwendet. Sollen die Blätter gegart verwendet werden, kurz blanchieren oder dünsten.

Perilla

Die Perilla, oder auch Schwarznessel *(Perilla frutescens)*, wie sie in Deutschland genannt wird, kommt wild in Süd- und Ostasien vor. Ihre Samen sind – ähnlich den Leinsamen – reich an Omega-3. So wird das durch Pressen gewonnene Öl in Ostasien, so wie bei uns Leinöl, wegen seiner gesunden Wirkung in Speisen geschätzt. Mit dem minzigen Aroma der Blätter würzen die Japaner verschiedene Gerichte.

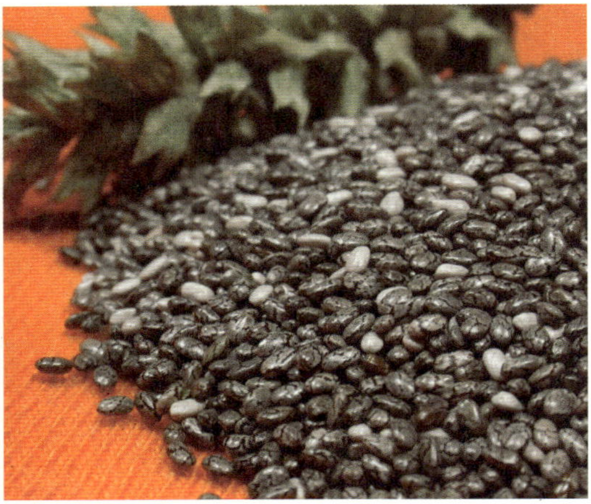

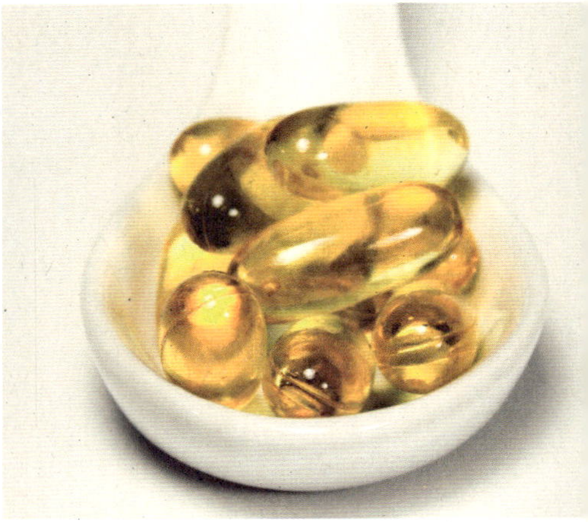

Chia

Bei den Azteken war Chia *(Salvia hispanica)*, dieser mexikanische Salbei, ein Grundnahrungsmittel. Die Samen enthalten einen ähnlich hohen Anteil an Omega-3-Fettsäuren wie der heimische Lein. Der Pflanzenforscher Edward Palmer schrieb 1871: „Um Chia zum Essen zuzubereiten, werden die Samen geröstet und gemahlen, und durch das Hinzufügen von Wasser entsteht eine schleimige Masse mit einem Vielfachen des vorherigen Volumens. Je nach Vorliebe wird gezuckert, und fertig ist der preisgekrönte halb flüssige Pinole der Indianer." Der Chia-Schleim soll ähnlich wie Leinsamen die Verdauung fördern.

Präparate

Auch beim pflanzlichen Omega-3 gibt es mittlerweile Hersteller, die ihr Öl in Kapseln gießen. Wie bei den Fischölkapseln auch, sollten vorab seriöse Testberichte eingeholt werden. Dabei stellt sich nicht nur die Frage nach dem tatsächlichen Omega-3-Gehalt und der Qualität des Inhalts. Auch die Wirkung der Hülle auf den Verdauungstrakt sollte kritisch hinterfragt werden.

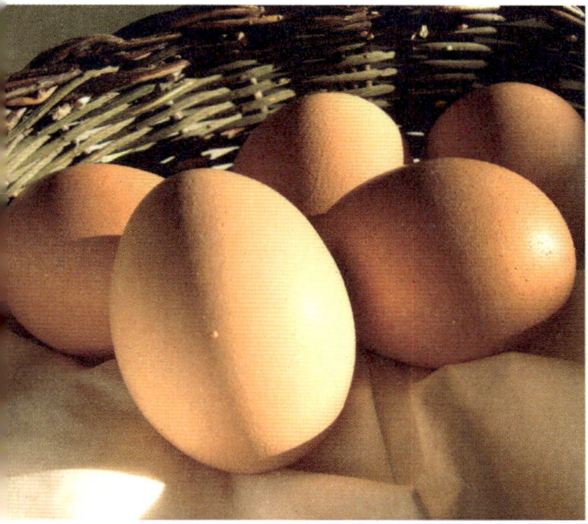

Omega-3-Eier

Sie gehören lebensmittelrechtlich zum Functional Food: Omega-3-Eier werden mit Omega-3 angereichert, indem die Hühner z.B. mit Leinsamen gefüttert werden. Allerdings stellt sich die Frage: Sind Omega-3- Eier ein reiner Marketingtrick? Ein Schweizer Kantonslabor befand: „Ein Omega-3-Ei entspricht etwa 7 g Leinsamen. [...] Dadurch, dass die Leinsamen den Umweg über das Hühnerfutter ins Tier und dann in die Eier nehmen, geht viel Omega-3 verloren." Übrigens: Eier von freilaufenden Hühnern, die sich auf Wildwiesen ernähren, enthalten ohnehin Omega-3.

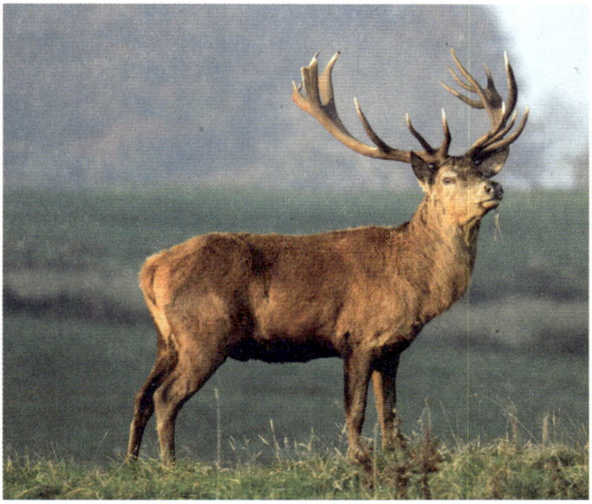

Tierische Produkte

Wie viel Omega-3 in einem steckt, hängt von der Ernährung ab. Wie bei uns Menschen eben auch. Dementsprechend enthalten Eier, Milch und Fleisch von Tieren aus der Wildnis am meisten Omega-3. Am wenigsten Omega-3 steckt in dem Fleisch und den Produkten von Tieren, die modernes Stallfutter bekommen.

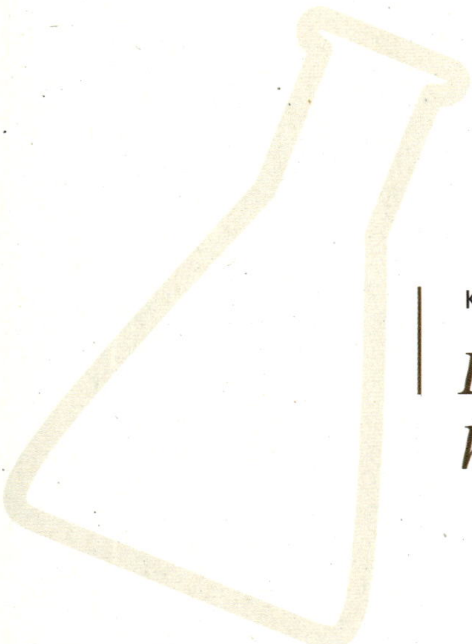

KAPITEL 3

Die Wissenschaft hat festgestellt …

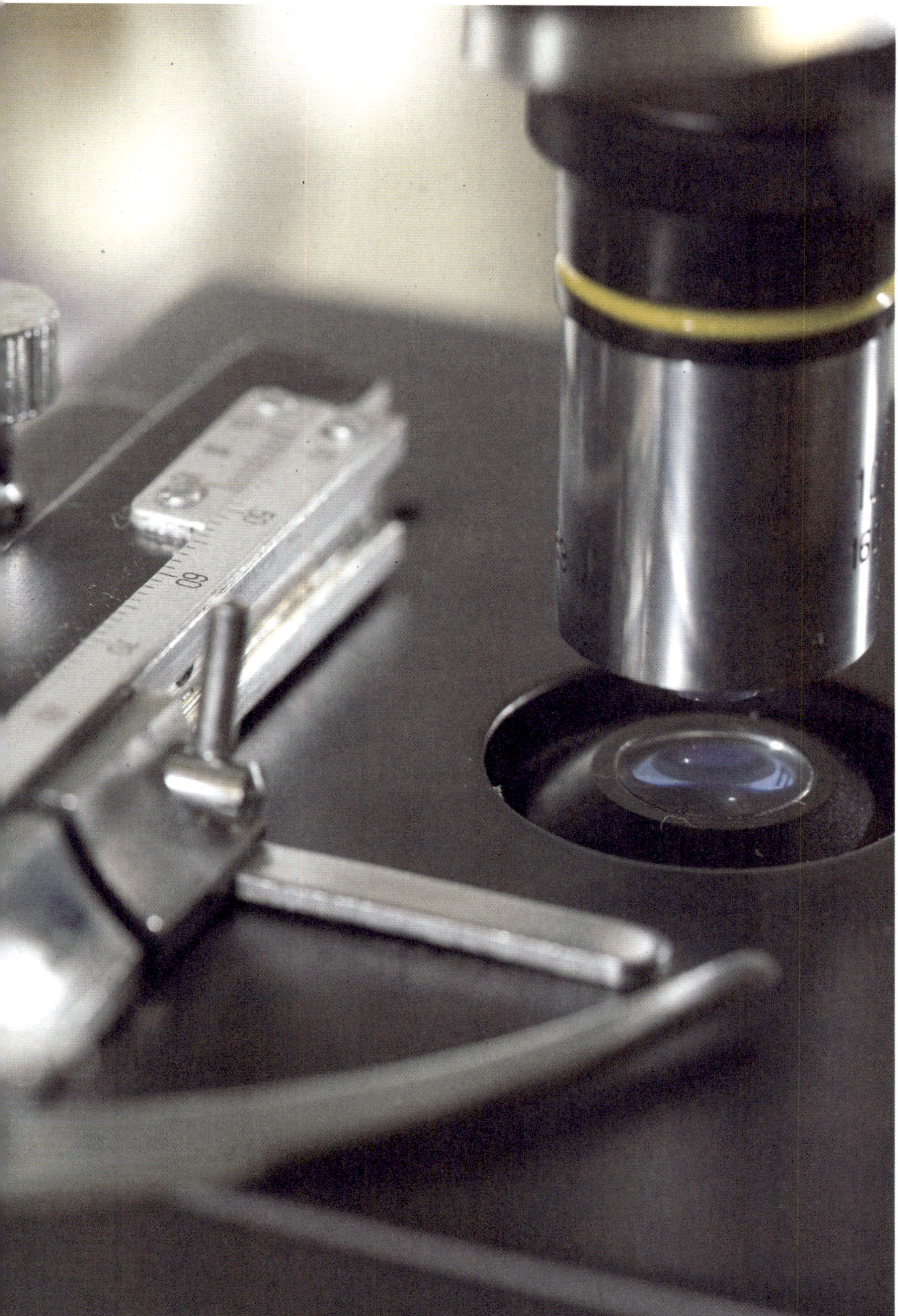

DER FALL KIERON

Warum Kieron an einem Experiment teilnahm. Essen wir uns unglücklich? Und wie Prof. Puri den Gehirnstoffwechsel mit Omega-3-Fettsäuren verändern wollte.

London, 2000, 51. Breitengrad

Kieron schlug die Augen auf und fühlte die Welt über sich zusammenbrechen. Der Tag lag wie eine dunkelgraue Wolkenwand vor ihm. Seit sieben Jahren litt der junge Mann stark an Depressionen. Seit neuestem gelang es ihm noch nicht mal mehr, sich auf seine Arbeit zu konzentrieren. Er litt unter Angstzuständen und konnte Menschenmassen nicht mehr ertragen. Manchmal war es so schlimm, dass er nicht weiterleben wollte. Dabei schluckte er bereits Antidepressiva und starke Beruhigungsmittel – doch die konventionelle Behandlung schlug bei ihm nicht an. Auf der medizinischen Skala, nach der Depressionen gemessen werden, hatte er die höchsten Werte. Kieron stand kurz vor der Klinikeinweisung und einer Elektroschock-Therapie.

Wenn da nicht noch diese eine Chance gewesen wäre: Kieron hatte sich bereit erklärt, an einem Experiment teilzunehmen. Prof. Basant Puri von der biologischen Psychiatrie am Hammersmith Hospital in London wollte ihm acht Wochen lang täglich vier Gramm

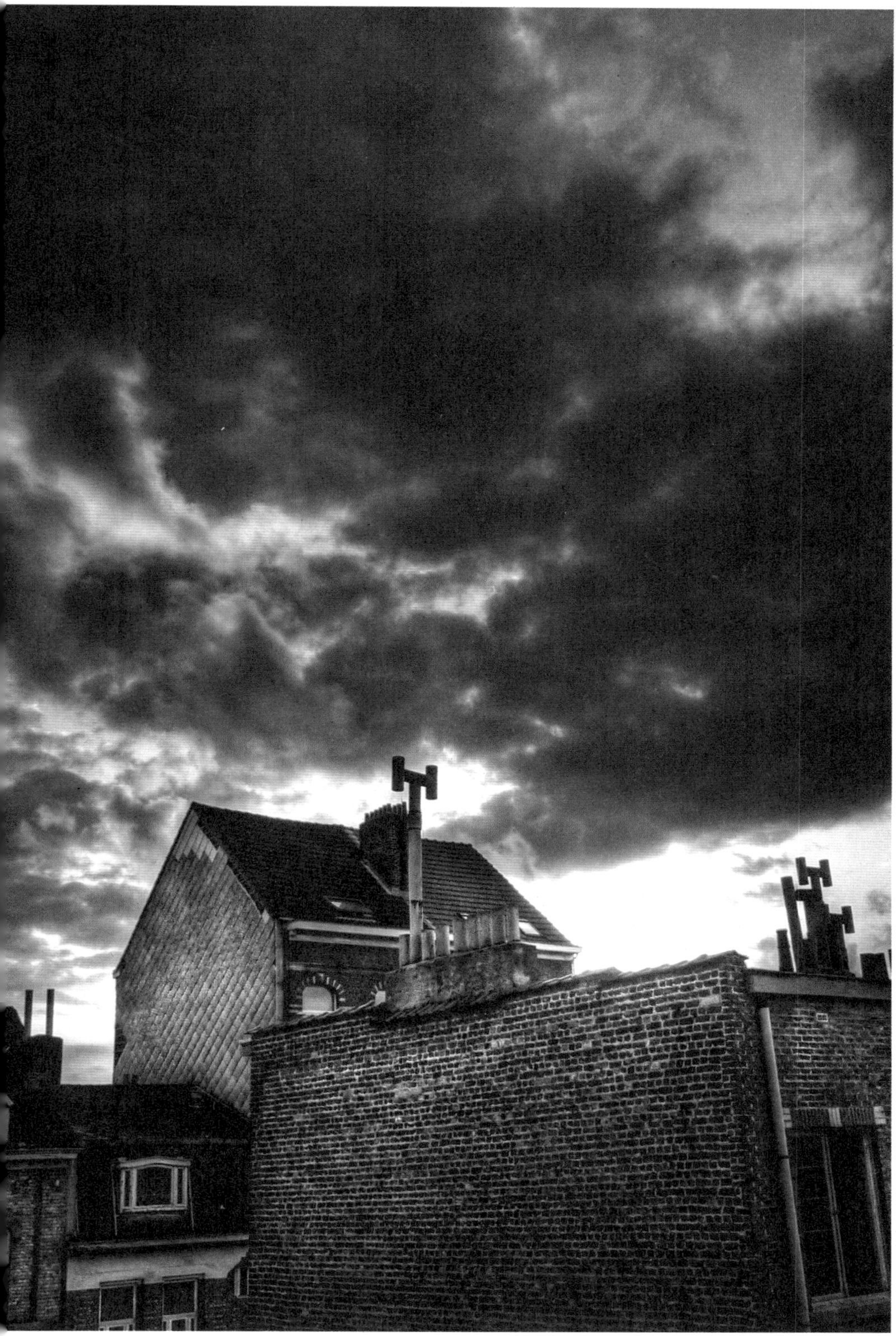

gereinigtes Omega-3 verabreichen. Bis auf ein Antidepressivum sollten alle anderen Medikamente abgesetzt werden. Ein gewagtes Unterfangen. Doch Kieron hatte feierlich gelobt, während dieser Zeit keinen Suizidversuch zu unternehmen. Fischöl gegen Selbstmordgedanken? Kieron schloss seine Augen wieder und dachte verzagt: „Ob mir eine Fettsäure helfen kann?" Seine Hoffnung hielt sich in Grenzen. Heute war der erste Tag des Versuchs.

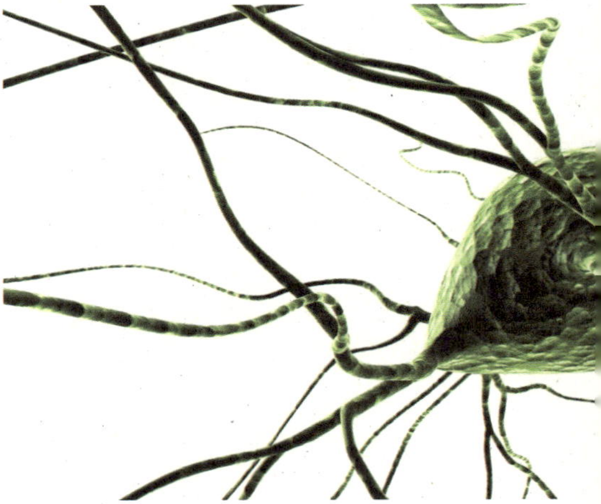

Prof. Puri hatte weitaus mehr Grund zur Hoffnung. So hatte der Spezialist selbst bereits an einer Studie mitgewirkt, die die Wirkung von Omega-3 auf Depressionen bei Schizophrenie belegte. Auch andere Forscher hatten ähnliche Hinweise gefunden. Zwei Überlegungen hatten die Forscher auf die Idee gebracht, dass Omega-3 stimmungsstabilisierend wirken könnte. Zum einen war es eine Tatsache, dass sich gerade in den Industrienationen die Aufnahme von Omega-3 in den vergangenen Jahrzehnten radikal verringert hatte. Das Verhältnis von Omega-3 zu Omega-6 in der Nahrung hat sich in den letzten hundert Jahren drastisch verschoben, nämlich von 1:1 auf dramatische 1:25. Gleichzeitig hatte sich die Häufigkeit depressiver Verstimmungen etwa verhundertfacht. Fakt war auch, dass in verschiedenen Ländern dieser Welt die Menschen sehr unterschiedlich häufig depressiv waren. So war z.B. die Häufigkeit von Depressionen im Irak zehnfach höher als in Taiwan und in Neuseeland 60-fach höher als in Japan.

Die Wissenschaft war gespannt: Gab es tatsächlich eine Verbindung von Omega-3-haltigem Fischkonsum und einem niedrigen Risiko für Depressionen? Das ergab zumindest eine groß angelegte Studie bei der finnischen Bevölkerung, die 2001 veröffentlicht wurde. Diese epidemiologischen Ergebnisse deckten sich mit biochemischen Analysen. So veröffentlichte bereits 1998 ein Forscherteam, dass die Membranen von Blutzellen depressiver Patienten nachweislich weniger Omega-3-Fettsäuren als die einer gesunden Kontrollgruppe enthielten. Alles schien perfekt zusammenzupassen. Prof. Puri war guter Dinge. Er wollte Kieron und dessen typisch jugendlich ungesunden Ernährungsgewohnheiten mit täglich vier Gramm Eicosapentaensäure (EPA) zu Leibe rücken. In acht Wochen sollten in den Nervenzellmembranen biologisch inaktive Transfette oder Omega-6-Fette durch wertvolle Omega-3-Fette ausgetauscht werden. Damit – so hoffte der Spezialist – würde sich der gesamte Gehirnstoffwechsel verbessern.

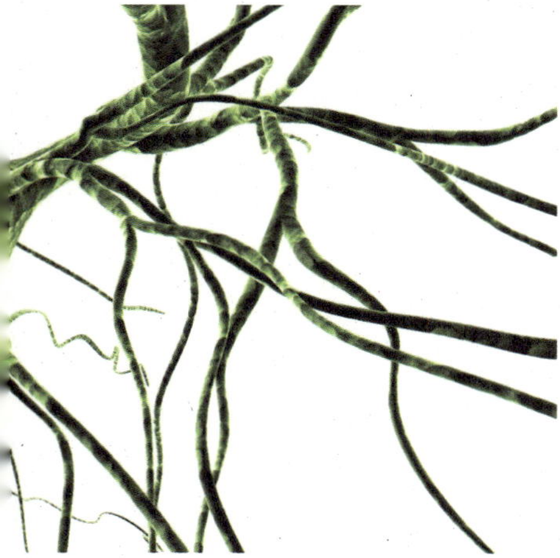

Was in den folgenden Wochen passierte, übertraf seine kühnsten Hoffnungen. Bereits nach einem Monat hatten sich sämtliche Depressions-Symptome dramatisch verbessert. Die Selbstmordphantasien waren verschwunden. Die soziale Phobie hatte sich aufgelöst. Kieron war völlig gesund. Sein Wert auf der Depressionsskala war nun Null. Aufnahmen seines Gehirns mittels Magnetresonanz-Tomographie bewiesen: Der Gehirnstoffwechsel hatte sich nachweislich verändert und normalisiert.

Doch Kieron war ein Einzelfall und lässt keinerlei allgemeingültiges Fazit zu. Statistisch gesicherte Ergebnisse sind gefragt. Mittlerweile gibt es zwar einige klinische Studien, die die Wirksamkeit von Omega-3 gegen Depressionen bestätigen, es dürften aber ruhig einige mehr sein. Das geringe Interesse überrascht auch deshalb, weil Depressionen zu den größten Volkskrankheiten westlicher Industrienationen zählen und häufig mit Suizid enden. In seinem sehr lesenswerten Buch „Die Neue Medizin der Emotionen" greift David Servan-Schreiber dieses und andere Fallbeispiele auf und schreibt über die Forschungslage: „Da die Omega-3-Fettsäuren ein Naturprodukt sind, lassen sie sich nicht patentieren. Somit sind sie für die großen Pharmafirmen, die die meisten wissenschaftlichen Studien über die Depression finanzieren, nicht von Interesse." Schade, dass Omega-3 nicht auch gegen traurige Realitäten hilft.

Omega-3 und Depressionen

Allein in Deutschland erleidet im Schnitt jeder achte Bürger mindestens eine Depression im Leben, wobei Frauen doppelt so häufig betroffen sind wie Männer. Die Erkrankung reicht von leichten Ausprägungen bis hin zu schweren Depressionen, in denen sich das Risiko eines Suizids erheblich erhöht. Jahrzehntelang wurden Depressionen in der Medizin nur über starke Medikamente, die auf der Ebene der Botenstoffe der Nerven eingreifen, behandelt – mit zweifelhaftem Erfolg aber dafür garantierten Nebenwirkungen. Nun geben erste Studien zu Omega-3 und Depressionen Hoffnung.

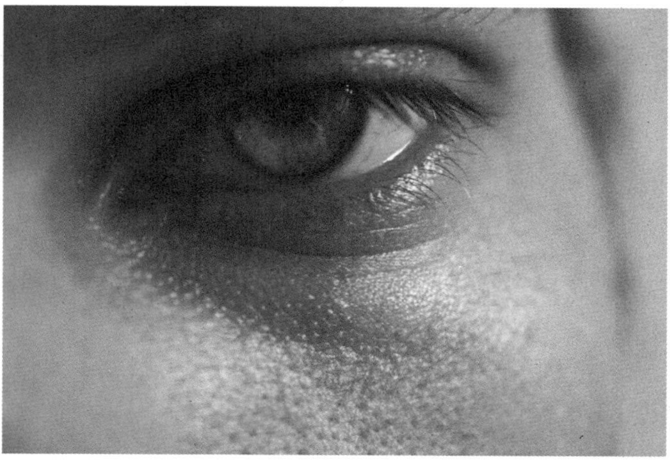

Klinische Studien

Ausgangspunkt war eine in 1999 durchgeführte Studie mit 30 Patienten mit bipolar affektiven Störungen. Die Studie[1] sollte neun Monate dauern. Die eine Hälfte der Patienten erhielt täglich 9,6 Gramm Omega-3, die andere Olivenöl. Bereits nach zwei Monaten musste die Studie abgebrochen werden. Der Grund: Während es der Omega-3-Gruppe deutlich besser ging, zeigte sich bei der Olivenöl-Gruppe keine Wirkung. Daraufhin weigerten sich die meisten Olivenöl-Patienten weiterzumachen. Eine andere, ähnlich aufgebaute Studie wurde 2002 mit 70 Patienten zu Ende gebracht[2]. 18 Personen erhielten täglich ein Scheinmedikament (Placebo), die anderen Omega-3 in Dosen von ein, zwei oder vier Gramm. Die Patienten wurden zwölf Wochen lang behandelt. In der „Ein-Gramm-Gruppe" verbesserten sich die Werte aller drei Beurteilungsskalen deutlich und statistisch gesichert gegenüber der Placebo-Gruppe. Auch eine weitere Studie konnte die Ergebnisse mit der Dosis von einem Gramm Omega-3 pro Tag bestätigen[3]. Die höheren Dosen hingegen waren wirkungslos. Dieses Ergebnis wurde ebenfalls in einer anderen Studie bestätigt[4]. Für die nicht vorhandene Dosis-Wirkungsbeziehung gibt es keine eindeutige Erklärung.

Ähnliche Ergebnisse wurden von einer chinesischen Gruppe veröffentlicht. 28 Patienten mit schweren Depressionen erhielten acht Wochen täglich entweder 9,6 Gramm Omega-3 (Fischöl) oder ein Scheinmedikament. Es fanden sich statistisch bedeutsame Verbesserungen in der Omega-3-Gruppe im Vergleich zur Placebo-Kontrolle[5].

Omega-3 und Herz-Kreislauf-Erkrankungen

Herz-Kreislauf-Erkrankungen (HK-EK) gehören zu den häufigsten Todesursachen westlicher Zivilisationen. 50 Prozent aller Deutschen sterben an Herz-Kreislauf-Erkrankungen, die mit Bluthochdruck zusammenhängen – das sind z.B. koronare Herzerkrankungen, Schlaganfall oder Herzinfarkt. Allein der akute Herzinfarkt ist mit jährlich über 60.000 Toten die zweithäufigste Todesursache in Deutschland.

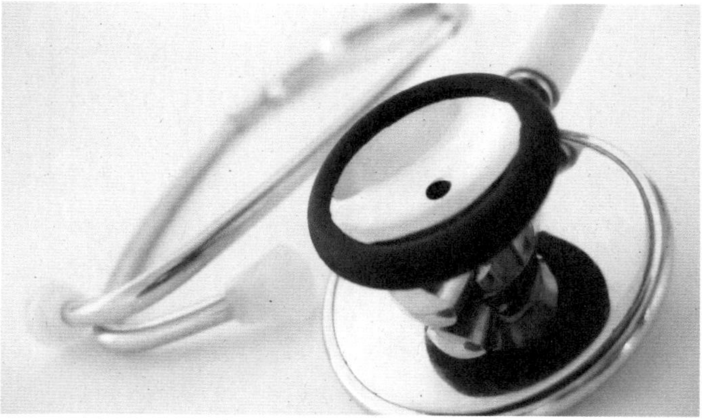

In der ganz überwiegenden Anzahl der Herzinfarkte liegt die Ursache im Platzen eines arteriosklerotischen Plaques einer Arterie mit nachfolgender Verstopfung eines Herzkranzgefäßes und Unterbrechung der Blutzufuhr des Herzmuskels. Neben Herzinfarkt kann Arteriosklerose auch Mangeldurchblutung, Schlaganfall, Nierenversagen, Angina Pectoris, Thrombosen und plötzlichen Tod z.B. durch Kammerflimmern (als Folge eines Herzinfarktes) oder durch Aortenriss verursachen. Tatsächlich sterben die meisten Menschen in der westlichen Welt an den Folgen von Arteriosklerose.

Epidemiologische Studien

Ausgangspunkt war die bereits 1944 gemachte Beobachtung, dass die Inuit in Kanada sehr geringe Sterberaten durch Herz-Kreislauf-Erkrankungen aufwiesen[6] und dass dieser Effekt mit der hohen Aufnahme von täglich durchschnittlich 14 Gramm Omega-3 zusammenhängt[7].

In den Folgejahren wurden Tausende Studien durchgeführt, die den Zusammenhang von Fisch beziehungsweise Fischöl in der Nahrung mit Herz-Kreislauf-Erkrankungen untersuchten. Die wichtigsten epidemiologischen Studien[8, 9, 10] bestätigten, dass die Häufigkeit von Schlaganfall und Herz-Kreislauf-Erkrankungen mit einem höheren Omega-3-Konsum abnimmt.

Um die Vielzahl an Studien zu diesem Thema zusammenfassen zu können, wurden 2004 13 Studien analysiert, an denen 222.000 Personen teilgenommen hatten. Diese Meta-Analyse[11] verfolgte Todesfälle über einen durchschnittlichen Zeitraum von zwölf Jahren. Die Ergebnisse waren eindeutig, denn bereits eine wöchentliche Fischmahlzeit verringerte das Sterberisiko um 15 Prozent und fünf Fischmahlzeiten pro Woche um 40 Prozent. Der Vergleich wurde zu Personen geführt, die seltener als einmal pro Monat Fisch aßen. Eine ausreichende und dauerhafte Zufuhr von Omega-3-Fettsäuren kann nach den genannten Studien also das Risiko von Herzanfällen und Herztod um fast die Hälfte verringern, wobei es nicht nötig ist, die sehr hohen Mengen an Omega-3 zu verzehren, wie dieses die Inuit taten. Die wirksame Menge von Omega-3 liegt demnach bei weniger als einem Gramm (vgl. hierzu Seite 66 „Omega-3-Tagesdosis") pro Tag.

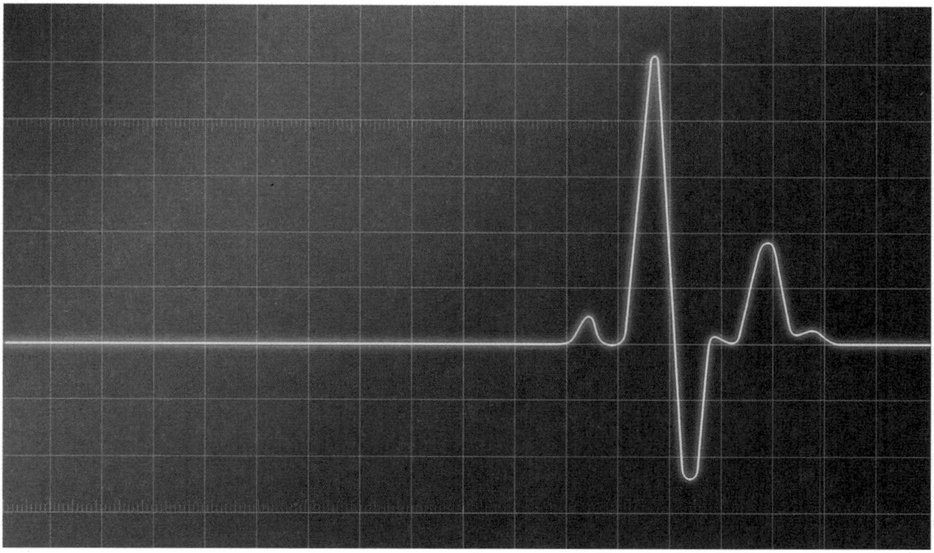

Interventionsstudien

Die herzgesunde Omega-3-Wirkung wurde auch in kontrollierten prospektiven klinischen Studien (Interventionsstudien) geprüft. Die bekannteste dieser Studien ist die so genannte GISSI-Preventione Studie[14] und deren tiefer gehende Analyse der zeitlichen Abläufe der Wirkungen[15]. In dieser Studie wurden über 11.000 Patienten, die einen Herzinfarkt überstanden hatten, zwei Gruppen zugeordnet. Die Hälfte der Patienten erhielt täglich 0,85 Gramm Omega-3 (EPA und DHA), die andere Hälfte die normale medizinische Versorgung. Die Patienten wurden über dreieinhalb Jahre verfolgt. Die Omega-3-Gruppe zeigte gegenüber der anderen Gruppe ein um 20 Prozent verringertes Risiko, aus „irgendeinem Grund" zu sterben und ein um 45 Prozent geringeres Risiko, einen „plötzlichen Herztod" zu erleiden.

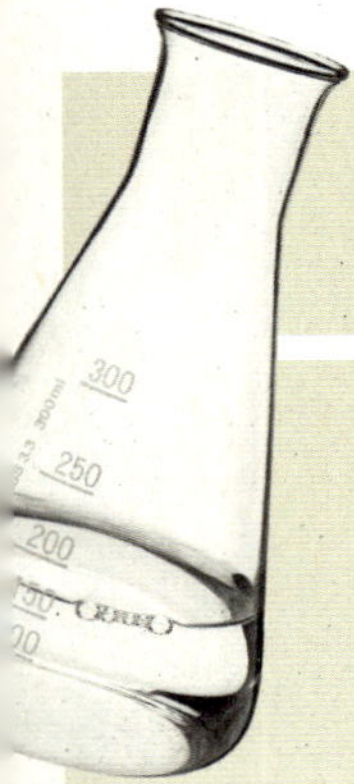

Zusammenfassung der klinischen Erfahrung

Die gesammelte klinische Erfahrung zur Wirkung von Omega auf Herz-Kreislauf-Erkrankungen zeigt eine deutliche positive Wirkung. Im Jahr 2001 traf sich zu diesem Thema eine Expertenrunde[16] und veröffentlichte folgende Ergebnisse:

- Ein bis zwei Fischmahlzeiten pro Woche verringern das Risiko, an einem HK-Leiden zu sterben.
- Patienten, die einen Herzinfarkt überstanden haben, können das Risiko, einen Herztod zu erleiden, durch die tägliche Aufnahme von einem Gramm Omega-3 verringern.
- Patienten, die einen venösen Bypass gelegt bekommen haben, können dessen Verschluss durch die tägliche Aufnahme von vier Gramm Omega-3 verringern.
- Die Dosis von vier Gramm Omega-3 pro Tag kann mit einer Senkung eines mäßig erhöhten Blutdruckes verbunden sein und der Entwicklung eines Bluthochdruckes nach Herztransplantation vorbeugen.
- Patienten mit einer Fettstoffwechselstörung können durch die Aufnahme von Omega-3 (ein bis vier Gramm täglich) ihr Risiko, eine HK-EK zu bekommen, verringern.
- Die beobachteten Effekte wurden entweder mit Fisch als Omega-3-Quelle oder mit Äthylestern von EPA/DHA beobachtet. Es gibt aber wachsende Hinweise darauf, dass pflanzliches Omega-3 (Alpha-Linolensäure) zu identischen Effekten führt.

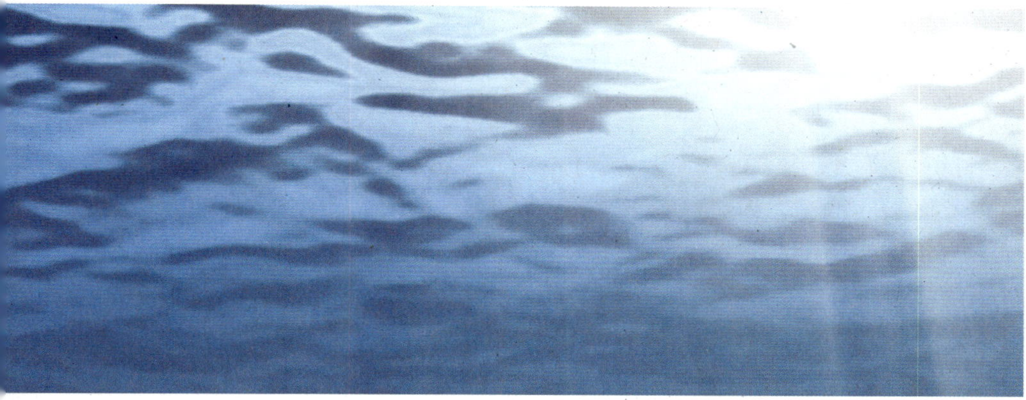

Umweltgifte?

Zur Frage von Nutzen und möglichen Risiken durch die Aufnahme von Umweltgiften mit der Fischnahrung gibt es unterschiedliche Ansichten. Dariush Mozaffarian und Eric B. Rimm[12] führten eine ausführliche Analyse der veröffentlichten Studien durch und kamen zu der Aussage, dass der Nutzen einer moderaten Aufnahme von Fisch die möglichen Risiken überwiegt. Dieser Ansicht widerspricht Alan H. Stern[13] in einem Kommentar, da er die Gesundheitsrisiken der Umweltgifte Methyl-Quecksilber und PCB (polychlorierte Biphenyle) höher wertet. Da der Wert von Omega-3 für die Vorbeugung von HK-EK von dieser Diskussion unberührt bleibt, stellt sich hier lediglich die Frage nach der Quelle von Omega-3. Wenn Fisch (und damit auch Fischöl) aufgrund der möglichen Verunreinigung mit Umweltgiften ein Risiko für HK-EK darstellen, das den Nutzen überschreitet, sollte Omega-3 aus anderen Quellen wie z.B. Leinöl genutzt werden.

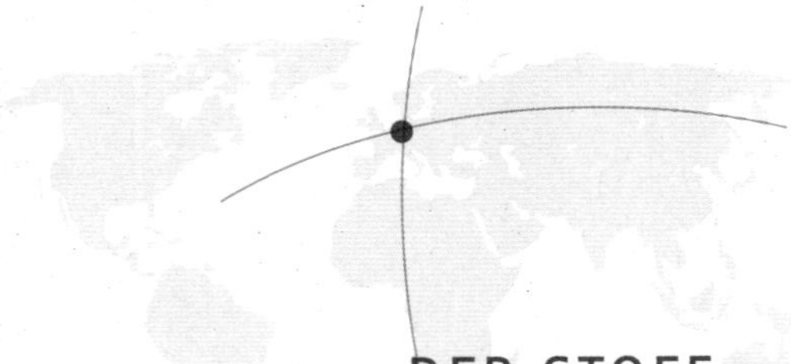

DER STOFF, AUS DEM DIE HIRNE SIND

Wie Babys ihre Mütter ohne bösen Willen in die Depression bringen. Dass Japans Nachwuchs öfter durchschläft. Und wieso die Ratte wütend wurde.

Berlin, 2008, 50. Breitengrad

Während draußen noch heiß diskutiert wurde, ob sie Leonie oder Lucy heißen sollte, entwickelte die Kleine in den Wochen vor der Geburt immer mehr ihren eigenen Kopf. Und zwar im wahrsten Sinne des Wortes: Das Gehirn von Leonie bzw. Lucy bildete sich jetzt ganz verstärkt aus. Nervenzellen entstanden und wurden von Neuriten und Neuronen verbunden. Eines der größten Wunderwerke der Natur erbaute sich nach nahezu perfekten genetischem Bauplan selbst: das menschliche Gehirn mit all seinen enormen Leistungsmöglichkeiten. Nun braucht aber auch das größte Wunderwerk ein Material, aus dem es besteht. In unserem Fall ist dies Omega-3 – ein wichtiger Bestandteil der Zellmembranen. Die Fettsäure ist der Stoff, aus dem unsere Hirne sind.

So fand ein Forscherteam heraus, dass Omega-3 für den Aufbau des emotionalen Gehirns im sich entwickelnden Kind extrem wichtig ist[17], da die Omega-3-Fettsäure bei Embryonen und Säuglingen das Wachstum der die Nervenzellen verbindenden Neuriten

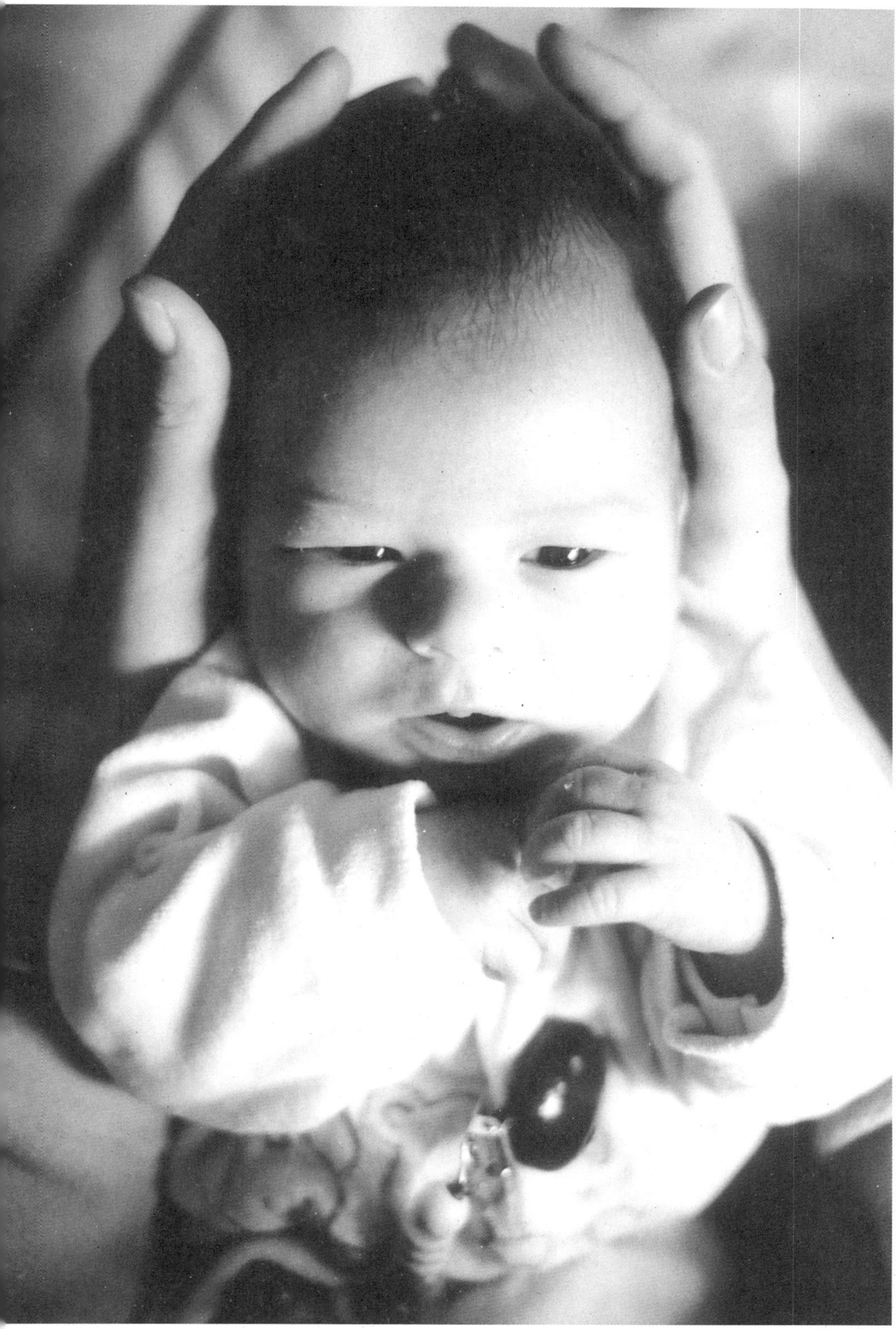

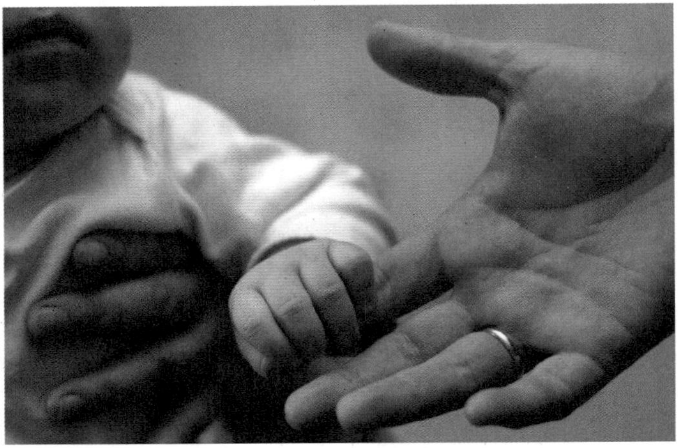

fördert. Ein Mangel an Omega-3 verringert indes die Signalweitergabe in die Zelle und verkürzt damit die Lebenszeit der Neuronen[17]. In diesem Zusammenhang ist die Tatsache entscheidend, dass die Ausbildung von Neuronen und Neuriten ausschließlich bis zur zwölften Entwicklungswoche möglich ist und später nicht mehr nachgeholt werden kann. Zusammengefasst bedeutet das vereinfacht: Eine ausreichende Omega-3-Versorgung während der Entwicklung des Gehirns ist extrem wichtig. Denn Omega-3 sorgt für ausgeglichene Babys und schafft die Voraussetzungen für eine emotionale Stabilität und Intelligenz im Erwachsenenalter[17, 18]. Doch von all dem wussten weder die kleine L. noch ihre Mutter. Beflissen, alles richtig zu machen, kaufte die Mutter zwar viel frisches Obst und Gemüse und aß ab und zu Fischfilet aus der Tiefkühltruhe. Den erhöhten Omega-3-Bedarf deckte sie damit bei weitem nicht. Doch die Natur wäre nicht die Natur, wenn sie hier nicht eindeutig dem neuen Leben die Priorität einräumen würde. Über die Nabelschnur wurde Klein L. alles nur mögliche Omega-3 zur Verfügung gestellt.

Nach der Geburt wurde Lucy (der Name stand nun fest) gestillt. Und da die Entwicklung des Gehirns noch nicht abgeschlossen war, benötigte sie noch mehr Omega-3. Sie holte sich, was sie brauchte. Die Mutter wurde regelrecht ausgesaugt und ihre Tochter konnte nicht aus dem Vollen schöpfen. Keine Win-Win-Situation – eher eine Loose-Loose-Situation, wie Wissenschaftler mit Studien belegten.

Für die Babys, die nicht ausreichend Omega-3 erhalten, bedeutet das: Die Entfaltung des Gehirns, des Nervensystems und auch des späteren Sehvermögens [18] ist nicht gesichert. So gibt es Hinweise, dass Kinder, deren Entwicklung ohne optimale Versorgung mit Omega-3-Fettsäuren abläuft, ein höheres Risiko haben, mit geringerer Intelligenz und einem geringeren Sehvermögen ausgestattet zu sein und später an einem Aufmerksamkeits-Defizit-Syndrom mit Hyperaktivität oder an Lernschwäche zu leiden[18, 19, 20, 21].

Und auch die Mütter leiden unter Omega-3-Mangel: Studien zufolge soll in Mitteleuropa fast jede zehnte Frau am so genannten Baby-Blues (postnatale Depression) leiden, während in Ländern mit hohem Fischkonsum (also ausreichender Omega-3-Versorgung) Frauen bis zu 30 Mal seltener postnatale Depressionen bekommen. Zudem wurde modellhaft nachgewiesen, dass ein Mangel an Omega-3 zu depressiven Verstimmungen führen kann. Ratten mit Omega-3-Mangel wurden innerhalb weniger Wochen auffällig aggressiv und depressiv[22]. Das verwundert kaum, denn das Gehirn, in dem unsere Emotionen entstehen, wird zu zwei Dritteln aus Fettsäuren gebildet. Das gilt für Ratten wie für Menschen. Also heißt es für Lucy und alle anderen kleinen Mäuschen: Was wir heute essen, bildet unsere Zellen von morgen. Und Omega-3 sollte dabei sein.

Omega-3 und Alzheimer

Wenn die Tulpen in der Vase Kopf stehen – dieses Bild symbolisiert wie kein anderes den Beginn der Alzheimer-Krankheit, die sich durch den zunehmenden Verlust von Gehirnfunktionen bemerkbar macht. Fundamentale Fähigkeiten wie Erinnerung, Emotionen, Sprache, Orientierung und Logik gehen verloren. Sicher ist, dass eine gewisse familiäre Komponente mitverantwortlich für den Ausbruch dieser furchtbaren Erkrankung ist. Dennoch: Ihre Ursachen sind bis heute noch nicht bis ins Detail geklärt. Jetzt kommen neueste Studien zu Alzheimer zu interessanten Ergebnissen.

Nachgewiesenermaßen ist die Omega-3-Konzentration in Blut und Hirn bei Alzheimer-Patienten wesentlich geringer als bei gesunden Menschen[23]. Nun macht diese Fettsäure bis zu 60 Prozent unserer Nervenzellwände aus – insbesondere das Gehirn hat also einen enormen Bedarf[24]. Diese Tatsache legt die Vermutung nahe, dass eine ausreichende Zufuhr an Omega-3 vor Alzheimer schützen könnte. Und tatsächlich mehren sich aus medizinischer Sicht die Hinweise, dass die verstärkte Aufnahme von Omega-3 die Wahrscheinlichkeit signifikant senkt, an Alzheimer zu erkranken [25,26].

Nach jüngsten Untersuchungen in einem zuverlässigen Tiermodell für die Alzheimer-Erkrankung konnte nun in einer 2007 veröffentlichten Studie gezeigt werden, dass die dreimonatige Zufütterung von Omega-3 zu einer signifikanten Reduzierung von Ablagerungen in den Nervenzellen führte. Allerdings: Wurde für sechs oder neun Monate zugefüttert, verschwanden diese Effekte[27]. In einer weiteren vorklinischen Studie[28] konnte dann gezeigt werden, dass Omega-3 die Biosynthese eines besonderen Rezeptors erhöht.

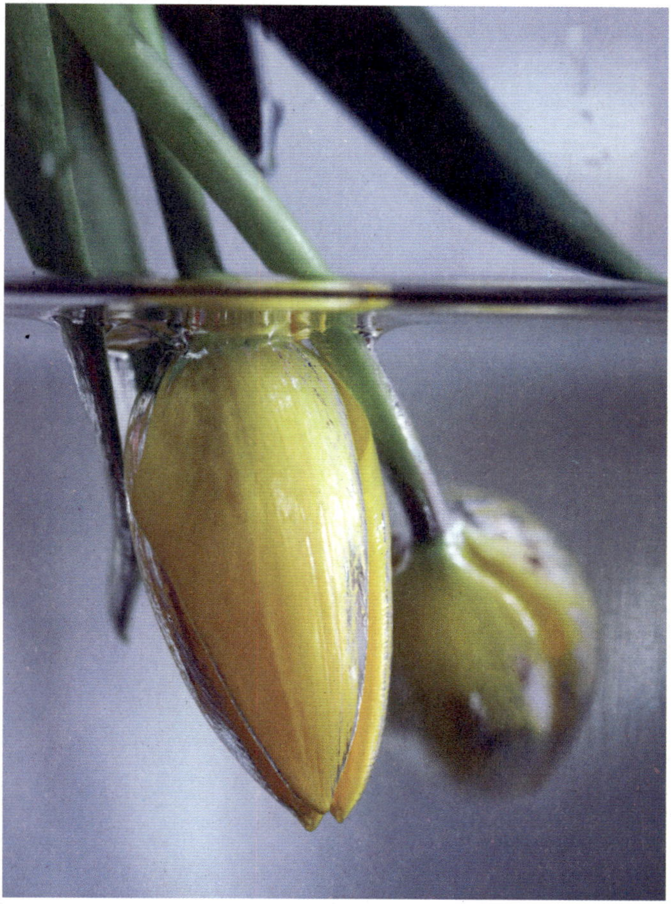

Dieser Rezeptor ist in der Lage, die Bildung von Alzheimer-Plaques zu verhindern. Damit gibt es aus dem vorklinischen Bereich wissenschaftliche Beweise für eine positive Rolle von Omega-3 bei der Verhinderung der Entstehung von Alzheimer und deutliche klinische Hinweise für die postulierten Effekte der Omega-3-Fettsäuren.

Omega-3 und Entzündungen

Von Gastritis über Dentitis, Otitis und Hepatitis bis zur Meningitis – Entzündungen sind so vielfältig wie ihre Ursachen. So kann ein eingetretener Nagel, ein Virusbefall oder auch ein Chemikalienkontakt eine Abwehr unseres Körpers auslösen. Die Reaktion des menschlichen Körpers auf eine Entzündung ist dabei immer die gleiche. Das Programm ist über die gesamte Evolution hinweg erprobt. Zielsicher wird zunächst der Ort des Entzündungsreizes isoliert und die lokale „Polizei" in Form von Fresszellen alarmiert. Ist Verstärkung von Nöten, kommt ein „Sondereinsatzkommando" mit ausgebildeten Spezialisten, die z.B. Antikörper bilden.

Auch die Autoimmunerkrankungen (AID) zählen zu den Entzündungen. Nur dass in ihrem Fall das Immunsystem das eigene Gewebe abwehrt. Um im Bild der Polizei zu bleiben, versagt hier also die „Geheimpolizei" des Körpers, die so genannten T-Zellen. Normalerweise sollen diese Zellen körperfremde Störreize melden. Doch im Falle einer Autoimmunerkrankung werden fälschlicherweise eigene Körperzellen als Eindringlinge gemeldet. Das Immunsystem schlägt Alarm und beginnt, den eigenen Körper oder einzelne Organe des Körpers zu bekämpfen.

Es gibt weit mehr als 60 Autoimmunerkrankungen, zu den bekanntesten zählen Autoimmunhepatitis (Leber), chronische Gastritis (Magen), Colitis ulcerosa (Dickdarm/Mastdarm), Diabetes mellitus Typ 1 (Bauchspeicheldrüse), Glomerulonephritis (Niere), systemischer Lupus erythematodes (Haut, Gelenke, Niere, zen-

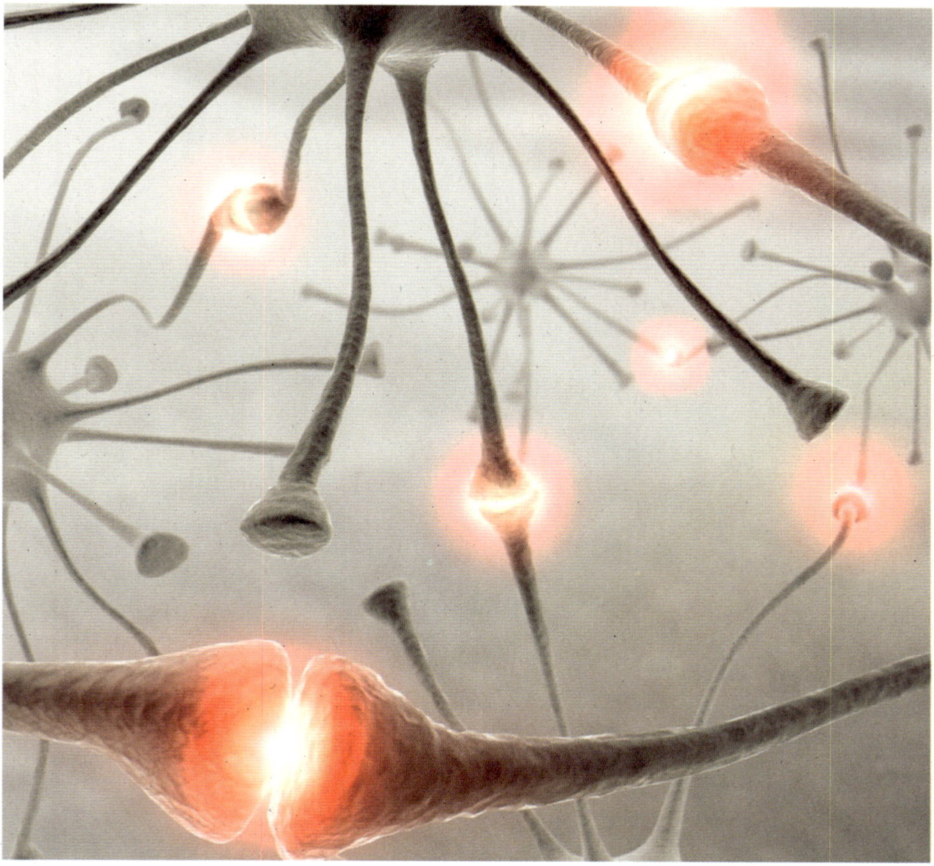

trales Nervensystem), Morbus Crohn (Dünndarm/Dickdarm), Morbus Basedow (Schilddrüse), Morbus Bechterew (Wirbelsäule, Iris), Multiple Skerose (zentrales Nervensystem), rheumatoide Arthritis (Bindegewebe der Gelenke, Sehnen) und Psoriasis (Haut, Bindegewebe der Gelenke). Bei vielen Erkrankungen dürfte die Autoimmunreaktion als Ursache noch gar nicht bekannt sein, so dass die Zahl der nachweislichen Autoimmunerkrankungen weiter steigen wird.

Die klassische Therapie von Autoimmunerkrankungen entspricht der Medikation nach Organtransplantation und zielt auf die Unterdrückung des fehlgeleiteten Immunsystems, z.B. mit Kortikoiden oder anderen Immunsuppressiva. Die Nebenwirkungen sind vielfältig und schwerwiegend, müssen aber vor dem Hintergrund der Therapienotwendigkeit gesehen werden.

Erste Studien zu Omega-3 und Entzündungen

Wie schon bei den Herz-Kreislauf-Erkrankungen war es eine epidemiologische Beobachtung, die auf eine mögliche Wirkung von Omega-3 bei Entzündungen und Autoimmunerkrankungen hinwies. Sich traditionell mit viel Fisch ernährende Inuit und Japaner zeigten nämlich eine sehr geringe Rate an Psoriasis und Typ 1-Diabetes. Multiple Sklerose war bei den Inuit sogar gänzlich unbekannt[29]. Auch das Vorkommen der chronischen Entzündungserkrankung Asthma war vergleichsweise gering[29]. Da sich die Rate der Autoimmunerkrankungen bei westlich lebenden Inuit oder Japanern erhöht, machten die Forscher die Ernährungsgewohnheiten verantwortlich. Denn die traditionell lebenden Japaner und Inuit verspeisen viel omega-3-haltige Meerestiere.

Nachweislich wirkt eine erhöhte Zufuhr von Omega-3 hemmend auf eine Entzündung[30] und Studien in einem speziellen Mausmodell bestätigten diese Überlegungen auch für Autoimmunerkrankungen[31]. In dieselbe Richtung weisen zudem Studien mit freiwilligen Versuchspersonen[32]. Allerdings erhöht sich die Konzentration von Omega-3 in den immunkompetenten Zellen (Monozyten) erst

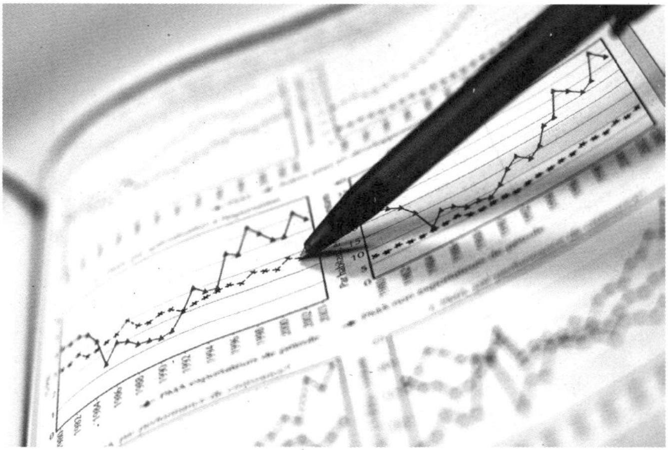

nach zwei Wochen, und die höchste Konzentration tritt sogar erst nach zehn bis 18 Wochen auf. Diese Erkenntnis ist zur Beurteilung der bisherigen Studienergebnisse wichtig, da die Dauer vieler klinischer Studien möglicherweise zu kurz gewählt wurde.

Klinische Studien

Es gibt Tausende Studien zur Wirkung von Omega-3 auf chronisch entzündliche Erkrankungen und Autoimmunerkrankungen, aber nur 83 Artikel erfüllten die wissenschaftlichen Standards[33]. Und selbst bei den verbliebenen Studien ergab eine Auswertung, dass die Datenlage so unzureichend war, dass eine Wirkung von Omega-3 nicht wissenschaftlich bewiesen werden konnte. Mit einer Ausnahme: die rheumatoide Arthritis.

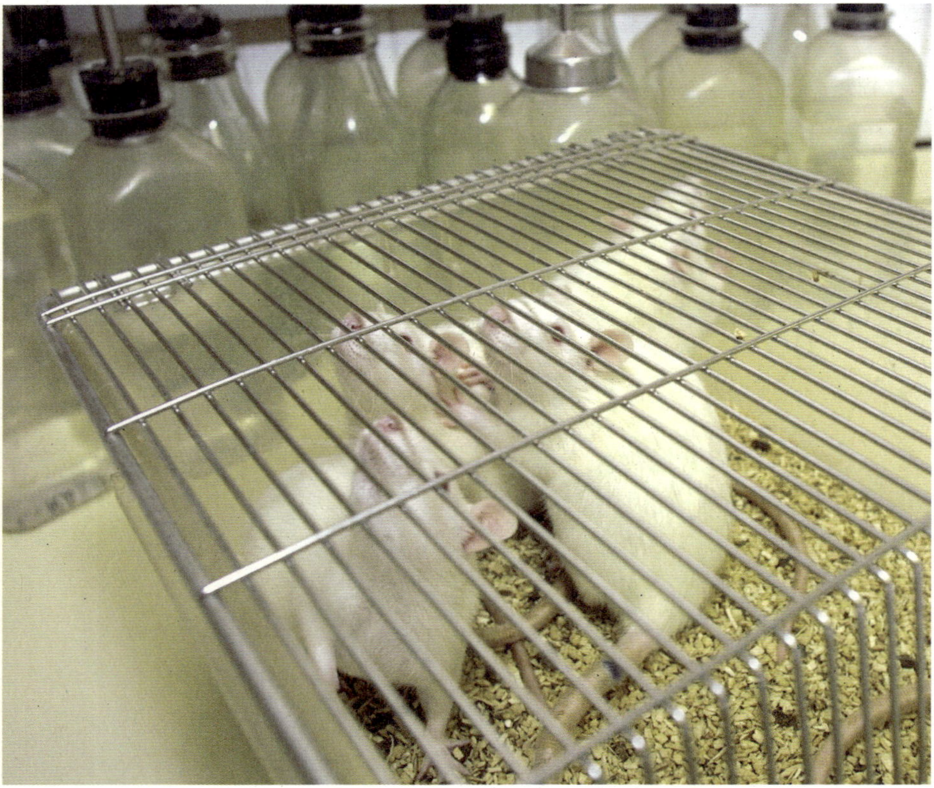

Insgesamt liegen Ergebnisse von über 13 randomisierten klinischen Studien vor. Diese zeigen, dass eine die Arzneimittelbehandlung begleitende Zufuhr von Omega-3 folgende Effekte hervorruft:

- Die Morgensteifigkeit wird verringert.
- Die Zahl schmerzhafter Gelenke wird abgesenkt.
- Die Produktion von Zytokinen, die eine Entzündung fördern, wird gehemmt.
- Die Einnahme von schmerzlindernden Entzündungshemmern kann reduziert werden.

Der postulierte und nachgewiesene Wirkmechanismus von Omega-3 sollte in der Lage sein, den Ausbruch einer Autoimmunerkrankung zu verhindern oder zu verzögern, also prophylaktisch zu wirken. Gezielte klinische Studien sind dringend notwendig, aber sehr teuer. Dr. Armin Grunewald: „Die Finanzierung kann nur durch Forschungsgelder der Politik oder durch das Geld interessierter Sponsoren sichergestellt werden. Interessierte Forschungsinstitute und Kliniken stehen bereit, sich einer so aufwändigen Aufgabe zu stellen." Allerdings hat der epidemiologische Ausgangspunkt (Inuit versus dänische Festlandsbevölkerung) zu dieser Frage eigentlich schon eine Antwort gegeben.

KAPITEL 4

Omega-3 theoretisch

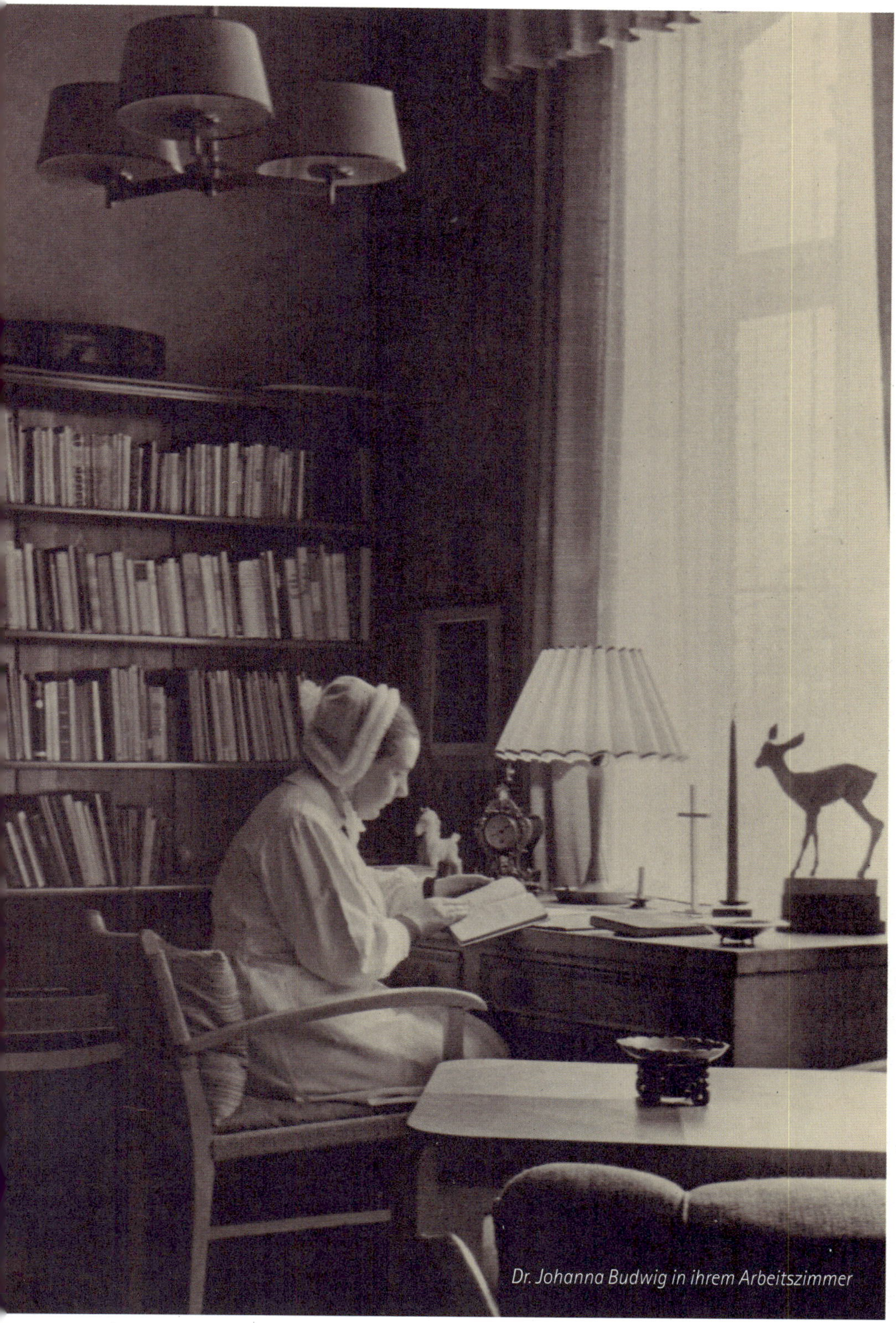

Dr. Johanna Budwig in ihrem Arbeitszimmer

PELLKARTOFFELN MIT QUARK

Warum Johanna Margarine hasste. Dass die wahren Visionäre aus dem Spreewald kamen. Und wie zu viel schlechte Laune vor Berühmtheit schützt.

Essen, 1920, 51. Breitengrad

Schon wieder Pellkartoffeln. Johanna matschte lustlos mit der Gabel in ihrem Essen herum. Ihr Vater zog die Augenbrauen zusammen. Als hart arbeitender Motorenwärter fehlte ihm das Geld an allen Ecken. Auch verfügte er nicht über die Kochkünste seiner verstorbenen Frau Elisabeth. Und auch sie fehlte ihm. Seit sie tot war, musste er für die kleine Tochter alleine sorgen. Hermann Budwig war komplett überfordert. „Nun iss mal ordentlich, Johanna. Die Spreewälder sagen: Leinöl und Quark macht stark!" Er klatschte den Quark auf die Teller und stellte ein Fläschchen Leinöl dazu. Die Zwölfjährige wurde neugierig: „Und warum macht das stark?" Ihr Vater schwieg, er hatte ihr gar nicht zugehört.

Die Antwort gab sich Johanna Jahre später selbst. Und so wundersam das auch klingen mag: Die Frage nach der gesunden Wirkung von Leinöl mit Quark beschäftigte sie ihr Leben lang. Denn so simpel das Gericht auch sein mag – das Rezept hat es in sich. Doch zunächst beschäftigte die junge Johanna ein ganz anderes Thema: Ihr Vater gab sie in staatliche Hände ab, als Zwölfjährige

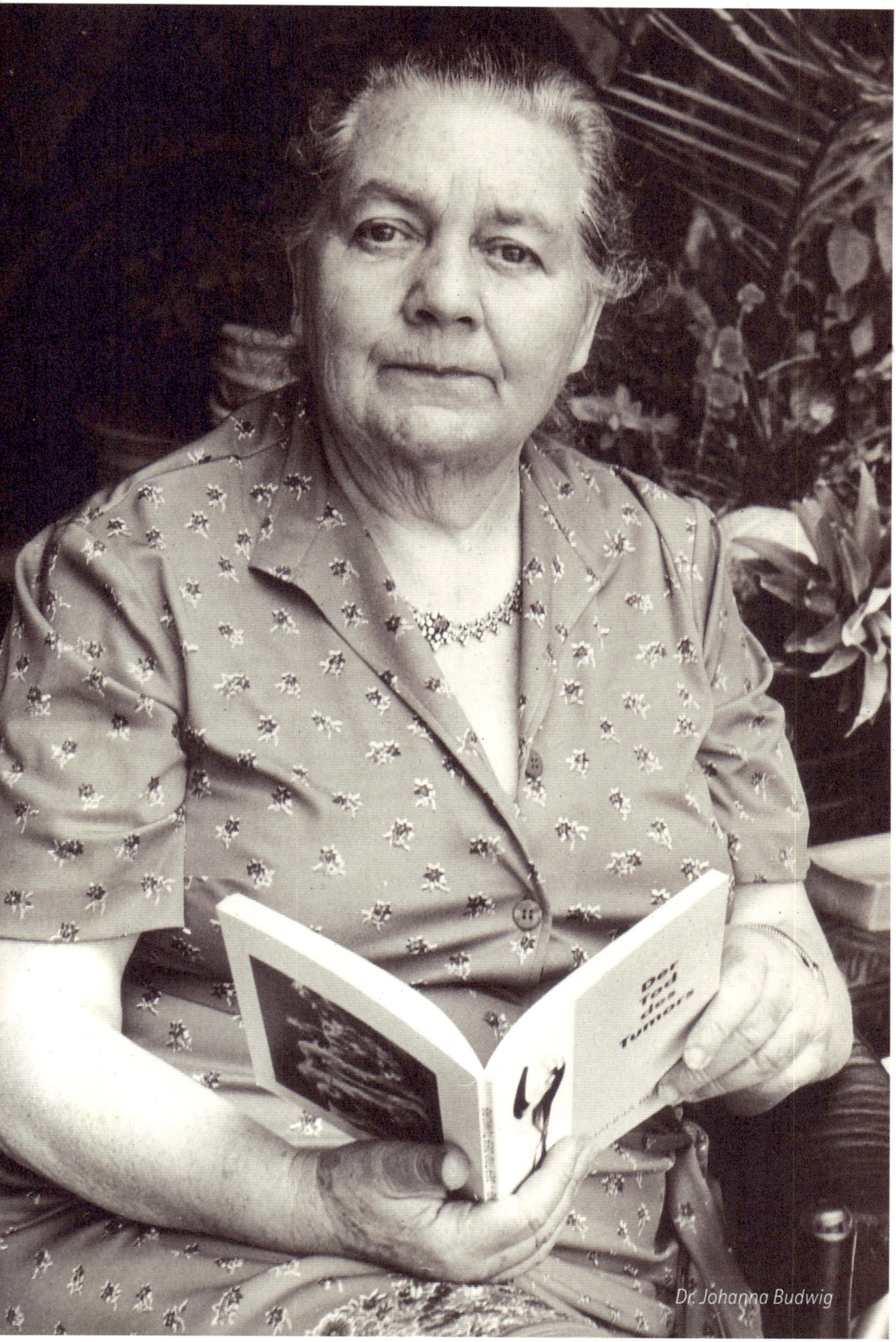

Dr. Johanna Budwig

musste sie ins Waisenhaus der Diakonissenanstalt Kaiserswerth ziehen. In schneller Folge verlor sie beide Eltern – eine furchtbare Verletzung. Und eine mögliche Erklärung für den introvertierten, kämpferischen Charakter und die zum Teil üble Laune der erwachsenen Johanna Budwig.

Immerhin hatte die staatliche Obhut aus beruflicher Sicht einen Vorteil: Johanna wurde das Schulgeld erlassen, und sie konnte auf das Gymnasium – der erste Schritt einer großen Karriere. In den 30er Jahren studierte sie in Königsberg und Münster Pharmazie, wobei ihr Interesse an der Fettchemie erwachte. Sie promovierte und bewarb sich dann am Institut für Fettforschung in Münster (heutiges Institut für Lipidforschung der Bundesanstalt für Ernährung). Ihr dortiger Förderer war kein Geringerer als der legendäre Professor Hans Paul Kaufmann. Gemeinsam mit dem so genannten Fettpapst forschte sie weiter.

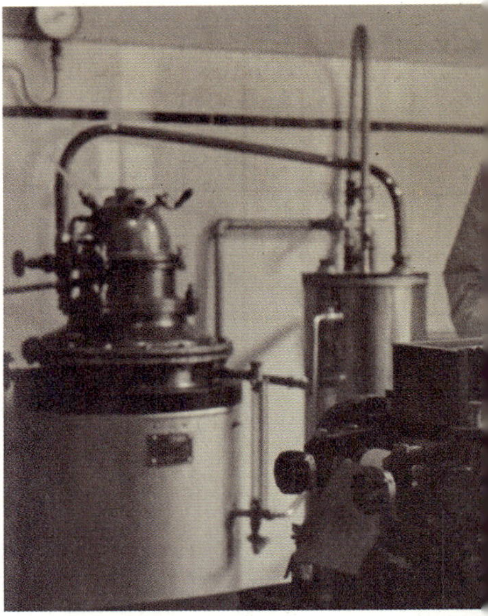

Dabei hatte für Dr. Johanna Budwig ein Fett eine ganz besondere Bedeutung – das Leinöl: „Mir ist kein Fett bekannt geworden, das die außergewöhnlich günstige, intensive Wirkung des Leinöls erreicht", schrieb sie, „es zeichnet sich durch eine Fettsäure aus, die in Fetten sonst kaum vorkommt, wohl dagegen in biologischem Material sowie in Organextrakten von Herz, Niere, Leber, Gehirn und Nerven." Die talentierte Chemikerin schaffte es tatsächlich, als erste Wissenschaftlerin diese Fettsäure zu beweisen: Ihr gelang die Isolierung der Alpha-Linolensäure (kurz: ALA). Das Omega-3 des Leins.

Diese Leistung sprach sich schnell herum: In der darauffolgenden Zeit arbeitete sie als Obergutachterin für Arzneimittel und Fette im Auftrag der Bundesministerien. Dort entdeckte sie in den 50er Jahren die schädlichen Transfette, die bei der Fetterhitzung und -härtung entstehen können. Transfette können Krebs- und Kreislauferkrankungen auslösen oder verschlechtern, damals entstanden sie vor allem in der Margarineherstellung. Ohne zu ahnen, mit wem sie sich da anlegte, griff Dr. Johanna Budwig daraufhin die mächtige Margarineindustrie an und teilte nach allen Seiten aus. Die beruflichen Konsequenzen waren negativer Natur: Die Akademikerin musste das Institut verlassen. Und auch andere Institute wollten sich mit der streitbaren Wissenschaftlerin nicht belasten. Damit blieb ihr allein der Weg ins Privatgelehrtendasein und die Veröffentlichung der Forschungserkenntnisse auf eigene Kosten.

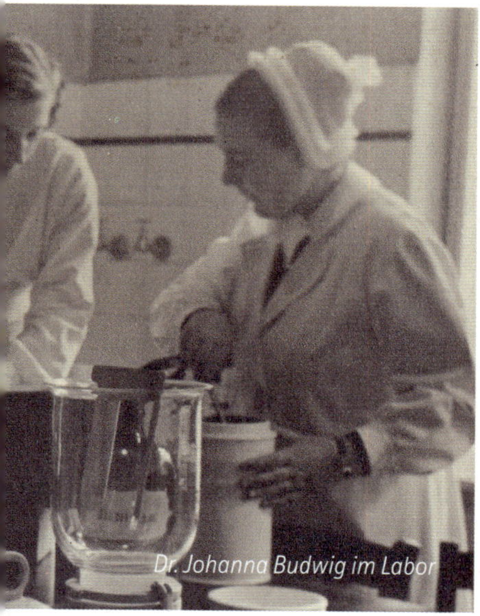
Dr. Johanna Budwig im Labor

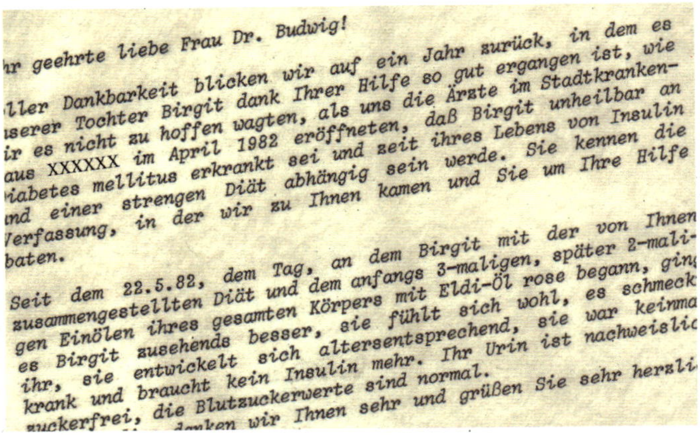

hr geehrte liebe Frau Dr. Budwig!

ller Dankbarkeit blicken wir auf ein Jahr zurück, in dem es
userer Tochter Birgit dank Ihrer Hilfe so gut ergangen ist, wie
ir es nicht zu hoffen wagten, als uns die Ärzte im Stadtkranken-
aus XXXXXX im April 1982 eröffneten, daß Birgit unheilbar an
iabetes mellitus erkrankt sei und zeit ihres Lebens von Insulin
nd einer strengen Diät abhängig sein werde. Sie kennen die
Verfassung, in der wir zu Ihnen kamen und Sie um Ihre Hilfe
baten.

Seit dem 22.5.82, dem Tag, an dem Birgit mit der von Ihnen
zusammengestellten Diät und dem anfangs 3-maligen, später 2-mali-
gen Einölen ihres gesamten Körpers mit Eldi-Öl rose begann, ging
es Birgit zusehends besser, sie fühlt sich wohl, es schmeck
ihr, sie entwickelt sich altersentsprechend, sie war keinma
krank und braucht kein Insulin mehr. Ihr Urin ist nachweislic
zuckerfrei, die Blutzuckerwerte sind normal.
danken wir Ihnen sehr und grüßen Sie sehr herzli

Dankesschreiben

Dennoch: Es folgten Jahre des Erfolgs. Dr. Johanna Budwig schrieb Bücher wie „Das Fettsyndrom" und „Fette als wahre Hilfe" und entwickelt ihre Öl-Eiweiß-Kost – die auf der Basis von Leinöl und Quark aufbaut. Sie erkannte auch die positive Wirkung des Leinöls gegen Krankheiten wie Arteriosklerose und Herzinfarkt – und stellte die Hypothese auf, die Öl-Eiweiß-Kost könnte Krebs heilen. Um behandeln zu können, machte sie noch eine Ausbildung zur Heilpraktikerin. Sogar aus Amerika, Afrika oder Kanada kamen Hilfesuchende zu ihr. Sie wurde zu internationalen Tagungen eingeladen und hielt Vorträge auf Krebsforschungskongressen in Tokio und Moskau. In ihrem Nachlass finden sich stapelweise Dankesschreiben von geheilten Patienten – ein Zeugnis über ihren in der Tat erstaunlichen Erfolg.

Aufgrund ihrer Ansichten auf dem Feld der Krebsforschung wurde die Pionierin der Fettchemie von der Schulmedizin immer wieder herausgefordert und in zahlreiche Prozesse getrieben. Dennoch erlahmten ihr heller Verstand und ihr Arbeitseifer erst mit über 90 Jahren. Bis dahin kerngesund, verstarb sie 2003 im Alter von 95 Jahren. Sie erlebte nicht mehr mit, wie in jüngster Zeit viele ihrer Überlegungen von Forschern auf der ganzen Welt mit modernen medizinischen Methoden nachgewiesen wurden. Vieles, was abstrus klang, kann heute erst erklärt werden. Aber immerhin: Die Frage, warum Leinöl mit Quark so stark macht, hatte Johanna ausgiebigst für sich geklärt.

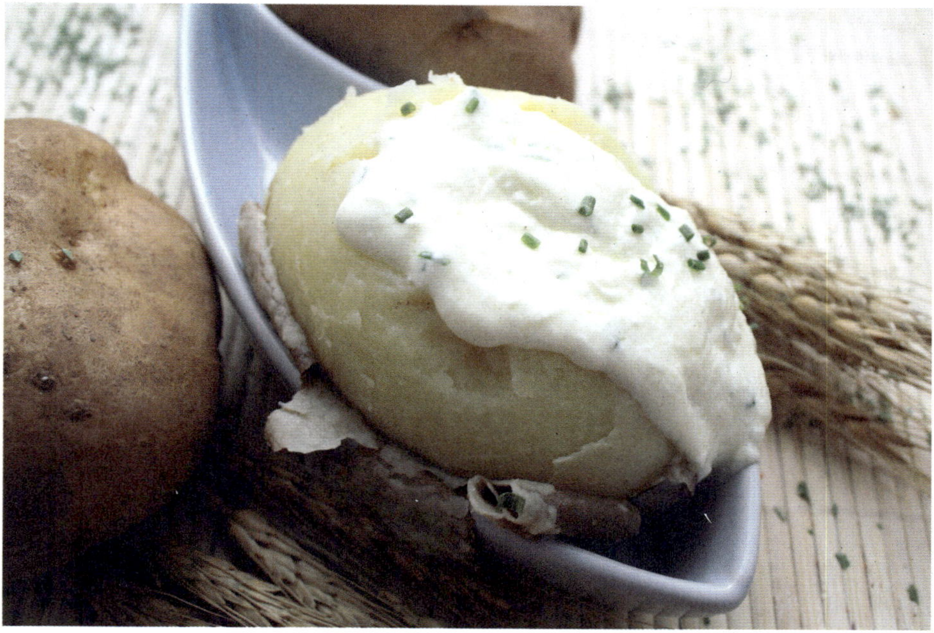

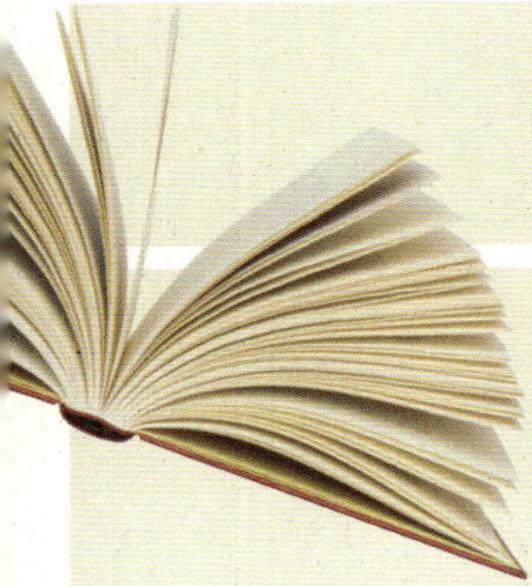

Bingo: Kleines Einmaleins der Fettchemie

Lassen Sie uns etwas spielen: Schreiben Sie beliebige Wörter wie „Total Quality", „Benchmark" oder „Visionen" in eine Tabelle von fünf mal fünf Kästchen. Suchen Sie sich Kollegen, die mitspielen, und nehmen Sie die Blätter mit in die nächste Firmenbesprechung. Nennt der Redner eines der Worte, machen Sie ein Kreuz im betreffenden Kästchen. Sieger ist, wer zuerst fünf Kreuze in einer Reihe hat und laut „Bullshit" ruft. Sie kennen das Spiel bereits? Kein Wunder – es wurde 1999 per E-Mail quer durch ganz Deutschland verschickt und fand derartigen Anklang, dass der Name „Bullshit-Bingo" zum geflügelten Wort wurde.

Nun wollen wir mit Ihnen hier sicherlich kein Bullshit-Bingo spielen. Im Gegenteil, damit Sie künftig in der Diskussion um Omega-3 Bullshit von Bingo trennen können, geben wir Ihnen hier ein kleines Einmaleins der Fettchemie an die Hand. So können Sie künftig die Debatten besser verstehen und Ihr eigenes Urteil über Empfehlungen fällen.

Transfette:
Transfette sind für die Gesundheit schädlich. Sie werden als Mitverursacher von koronaren Herzkrankheiten (Arteriosklerose, Herzinfarkt) gesehen. In Dänemark ist per Gesetz vorgeschrieben, dass Nahrungsmittelfette maximal zwei Prozent aus Transfetten bestehen dürfen. Und in Kalifornien hat Gouverneur Arnold Schwarzenegger gerade ein Gesetz unterzeichnet, das Transfette ab 2010 in Restaurants, ab 2011 auch im Einzelhandel verbietet. Auf natürlichem Wege werden Transfette nur durch Bakterien (in geringem Maße z.B. in Milchprodukten) gebildet. Hauptsächlich entstehen sie als Nebenprodukt bei der industriellen Fetthärtung (z.B. in paniertem Fisch, Erdnussbutter, Backwaren oder Pommes Frites).

essenzielle Fettsäuren:
Als essenziell werden gemeinhin Stoffe bezeichnet, die der Körper zum Leben braucht, aber nicht selbst herstellen kann. Einige Aminosäuren und Vitamine sind essenziell und auch die Omega-3-Fettsäuren. Sie müssen mit der Nahrung aufgenommen werden.

ungesättigte Fettsäuren:
Wenn Fettsäuren in ihrer chemischen Molekülstruktur mindestens eine Doppelbindung haben, nennt man sie „ungesättigt". Sie sind reaktionsfreudig und flexibel. Ungesättigt sind zum Beispiel Omega-3-, Omega-6- oder Omega-9-Fettsäuren.

Omega-3-Fettsäuren:
Bekannte Omega-3-Fettsäuren sind die Alpha-Linolensäure (ALA), die Eicosapentaensäure (EPA) und die Docosahexaensäure (DHA). Chemisch betrachtet sind sie alle langkettig, mehrfach ungesättigt und liegen in Cis-Formation vor. ALA kommt ausschließlich in der Pflanzenwelt vor, weshalb sie auch als das pflanzliche Omega-3 bezeichnet wird. Der Name stammt vom Griechischen linos = Lein, Flachs, was bereits auf das Vorkommen verweist. Alpha-Linolensäure ist als mehrfach ungesättigte Fettsäure empfindlich gegen die Oxidation durch Luftsauerstoff, die zur Alterung und Verharzung führt. Dieser Prozess wird auch als Trocknung oder Firnisbildung bezeichnet. ALA wird (z.B. in der Leinpflanze) aus Linolsäure (LA) gebildet.
Alle Omega-3-Fettsäuren werden rasch und problemlos aus dem Darm resorbiert. Im Körper werden sie wieder in körpereigene Fette (Lipide) umgesetzt und damit gebunden. ALA, EPA und DHA sind wichtige Bestandteile der Phospholipide, die wiederum ganz wesentlich am Aufbau der Zellmembranen und der Membranen von Zellorganellen (Mitochondrien, Lysosomen) beteiligt sind. Die Rolle der Omega-3-Fettsäuren in den Phospholipiden der Zellmembranen ist zweifach. Einerseits erhöhen sie die Fließfähigkeit (Elastizität, Verformbarkeit) und Aktivität (Austausch von Stoffen) der Membranen, was z.B. die Funktionsfähigkeit der Blutkörperchen und damit die Durchblutung

verbessert. Andererseits stellen die Phospholipide einen Speicher für die freien Fettsäuren dar.
Besonders stark vertreten sind Phospholipide in Nervenzellen, weshalb auch das Gehirn den höchsten Anteil an Omega-3 besitzt. So ist auch zu verstehen, dass eine ausreichende Zufuhr von ALA besonders bei einem sich entwickelnden Gehirn (Schwangerschaft und Stillzeit) von großer Bedeutung ist.

Weitere gesunde Wirkungen sind:

- Vorbeugung von Erkrankungen des Herz-Kreislauf-Systems
- Positiver Einfluss auf entzündliche Erkrankungen wie rheumatoide Arthritis
- Positiver Einfluss auf depressive Verstimmungen
- Positiver Einfluss auf die Schwangerschaft (Mutter und Kind)
- Verringerung des Risikos, an Late Onset Alzheimer's Disease (LOAD) zu erkranken
- Weiterhin wird die Rolle der Omega-3-Fettsäuren bei der Verhinderung der Entstehung von Krebs diskutiert.

Umwandlung Omega-3-Fettsäuren:

Der Körper von Tier und Mensch kann eine Omega-3-Fettsäure in die andere umwandeln. ALA muss zwar mit der Nahrung aufgenommen werden, kann dann aber über Enzyme – die so genannten Desaturasen und Elongasen – zu EPA und dann weiter zu DHA synthetisiert werden. Die letzte Reaktion ist umkehrbar. Hier schafft der Stoffwechsel ein gesundes Gleichgewicht.
Zu etwa zehn Prozent wird die aufgenommene ALA im menschlichen Körper enzymatisch in die EPA und diese dann in die DHA umgewandelt. Die Synthese schließt eine zweimalige Verlängerung der Kohlenstoffkette um je zwei C-Atome und die mehrmalige Einführung einer Doppelbindung (Dehydrierung) ein.

Omega-3-Tagesdosis:

Täglich sollten – je nach Alter und körperlicher Aktivität – zwischen 0,5 und 1,5 Gramm Omega-3 aufgenommen werden. So empfehlen es die Deutsche Gesellschaft für Ernährung (DGE), die Österreichische Gesellschaft für Ernährung (ÖGE) und die Schweizerische Gesellschaft für Ernährungswissenschaft (SGE) in einer gemeinsamen Richtlinie (DACH-Empfehlung).
Wer seinen Omega-3-Bedarf rein über pflanzliches Omega-3 decken möchte, muss umrechnen: Die meisten Empfehlungen zum Tagesbedarf beziehen sich auf die hochwirksamen Omega-3-Fettsäuren EPA und DHA. ALA wird im Körper aber nur zu zehn Prozent in die hochwirksamen Varianten umgewandelt, die Empfehlungen müssen also um den Faktor 10 multipliziert werden.
Wird zum Beispiel Leinöl als einzige Omega-3-Quelle genutzt, ergibt sich eine Tagesmenge von etwa 15 ml Leinöl (ein großer Esslöffel) für den Erwachsenen

und 30 ml (zwei Esslöffel) für Schwangere und andere Personen mit erhöhtem Bedarf. Dabei ist wichtig zu wissen, dass eine exakte Dosierung nicht notwendig ist, da nicht genutztes Leinöl dem Fettstoffwechsel zugeführt wird und dann der Energiegewinnung dient.

Gesamtfettverbrauch:
Bis heute gibt es keinerlei Hinweise darauf, dass ein hoher Omega-3-Anteil bei der Fettaufnahme schädlich sein könnte, und Nebenwirkungen sind nicht bekannt. Generell gilt allerdings: Der Gesamtfettverbrauch sollte höchstens 30 Prozent des täglichen Energiebedarfs ausmachen.

Quotient Omega-6 zu Omega-3:
In der heutigen westlichen Ernährungsform liegt das reale Verhältnis im Durchschnitt bei 20:1. Folgt man den Vorgaben der Natur, sollte Omega-6 zu Omega-3 aber im Verhältnis 2:1 bis 5:1 aufgenommen werden, in der Muttermilch liegt es sogar bei 2:1 bis 1:1. Auch vor der Zeit von Massentierhaltung und industrieller Nahrungsmittelproduktion – als die Fettaufnahme nur über Öle, spezielle Gemüsesorten oder Fische möglich war – lag das Verhältnis bei ungefähr 2:1. Dass Omega-6 im richtigen Verhältnis zu Omega-3 aufgenommen werden sollte, ist aus mehreren Gründen wichtig:

1. Konkurrenz um die Enzyme:
Aus der Omega-3-Familie braucht unser Körper sowohl ALA als auch EPA und DHA. Dabei muss nur ALA zwingend über die Nahrung aufgenommen werden. Aus ihr können dann enzymatisch die beiden anderen Fettsäuren synthetisiert werden. Das Problem: Die gleichen Enzyme, die für diese wichtige Synthese verantwortlich sind, verstoffwechseln auch die Omega-6-Fettsäuren. Es herrscht also sozusagen ein Konkurrenzkampf um die Enzyme, bei dem gilt: Je kleiner der Quotient Omega-6 zu Omega-3, desto größer wird die Chance, dass die wichtigen Zellmembranbausteine EPA und DHA synthetisiert werden können.

2. Ausgeglichene Konsequenzen:
Vereinfacht gesagt wird Omega-6 enzymatisch zu entzündungsfördernden Folgestoffen und Omega-3 wird zu entzündungshemmenden Folgestoffen synthetisiert. Wenn beide Fettsäuren im richtigen Verhältnis zueinander aufgenommen werden, bedeutet dies auch, dass die Folgestoffe im ausgewogenen Verhältnis gebildet werden – eine wichtige Voraussetzung für eine optimale Zellgesundheit. Dieses chemische Gleichgewicht spielt eine Rolle bei: Koronarer Herzkrankheit, Arteriosklerose, Thrombozytenaggregation, Blutdruckentwicklung, Vasokonstriktion, rheumatischen, entzündlichen und allergischen Prozessen.

Das Experteninterview

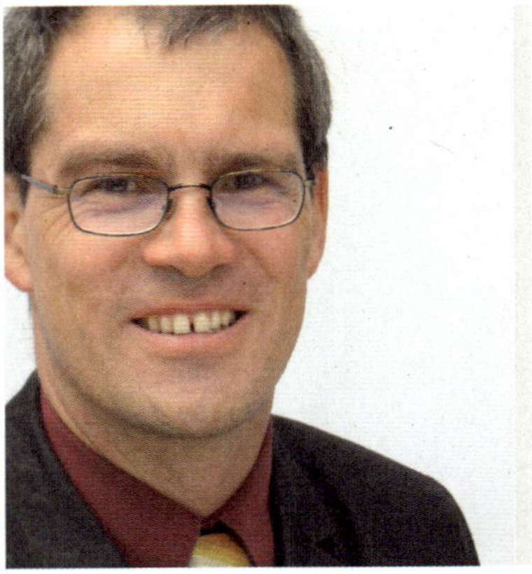

Das Max Rubner-Institut (MRI) hat als Bundesforschungsinstitut des Bundesministeriums für Ernährung, Landwirtschaft und Verbraucherschutz die Aufgabe, im Sinne der Bevölkerung für gesunde Ernährung und sichere Lebensmittel zu forschen. Der Lebensmittelchemiker Dr. Bertrand Matthäus ist wissenschaftlicher Mitarbeiter des MRI in Münster.

Frage: „Warum sollte ich Pflanzenöle mit mehrfach ungesättigten Fettsäuren (z.B. Leinöl) nicht erhitzen?"

Dr. Matthäus: „Die Doppelbindungen der Fettsäuren oxidieren unter der Hitzeeinwirkung leicht. Dabei entstehen leicht flüchtige Verbindungen, die zum Teil sehr aromaaktiv sind. Das bedeutet, dass die Öle ranzig und unangenehm schmecken, bevor sie ungesund werden. So würden Sie einen mit Leinöl gebackenen Kuchen nicht wirklich gerne essen. Die menschliche Nase funktioniert hier als Detektor: Beschädigte Produkte werden von ihr abgelehnt."

Frage: „Wenn die Doppelbindungen oxidieren, geht die gesunde Wirkung von Omega-3 und anderen ungesättigten Fettsäuren sicherlich verloren?"

Dr. Matthäus: „Dies ist erst einmal richtig. Allerdings ist es bei der Lebensmittelverarbeitung nicht entscheidend. Die Abbauraten sind nicht so hoch, wie man denken könnte. Bei küchenüblichen Temperaturen und Zeiten blieben genügend Omega-3-Fettsäuren unbeschädigt."

Frage: „Ist ein Erhitzen von ungesättigten Fettsäuren nicht auch gefährlich? Man liest häufig, dass sich bereits ab 130 Grad Celsius Transfettsäuren bilden können..."

Dr. Matthäus: „Das kann ich nicht bestätigen, und wir haben am MRI reihenweise Frittierversuche gemacht. Transfettsäuren entstehen erst bei deutlich höheren Temperaturen. Dennoch sollte man Öle mit vielen mehrfach ungesättigten Fettsäuren wie Leinöl oder Distelöl nicht erhitzen."

Frage: „Ist das Gerede um Transfettsäuren viel heiße Luft um nichts?"

Dr. Matthäus: „Ernährungsphysiologisch sind Transfettsäuren ungünstig, allerdings spielt die Entstehung von Transfetten im heimischen Küchenalltag keine Rolle. Sie bilden sich erst ab 200 Grad Celsius und dann auch nicht in gesundheitsgefährdenden Mengen. Ein Problem sind hier eher Fette und Öle, die bereits Transfettsäuren enthalten und dann nach der Zubereitung mit der Nahrung aufgenommen werden."

Frage: „Nun drehen wir die Herdplatte noch ein wenig höher. Das Öl beginnt zu qualmen."

Dr. Matthäus: „Der Rauchpunkt ist erreicht. Als Erstes verrauchen freie Fettsäuren und andere leicht flüchtige Verbindungen, wie sie in Ölen vorkommen."

Frage: „Nun wird's aber gefährlich! Es bildet sich gesundheitsschädliches Acrolein."

Dr. Matthäus: „Nein. Immer noch nicht. Das passiert bei noch höheren Temperaturen über 200 Grad Celsius, wenn die Fettsäuren thermisch gespalten werden. Der Rauchpunkt sagt hierüber tatsächlich nichts aus. Wer möchte, kann den Rauchpunkt für sich aber sicherlich als praktisches Signal für zu hohe Temperaturen nutzen. Es ist ja auch nicht angenehm, in einer verqualmten Küche zu stehen. Generell sollten die Temperaturen bei der Zubereitung nur so hoch verwendet werden, wie sie tatsächlich notwendig sind. Hohe Temperaturen beeinflussen immer die Qualität der Lebensmittel."

Das Experteninterview

Frage: „Worin unterscheiden sich native von raffinierten Ölen beim Erhitzen?"

Dr. Matthäus: „Bei raffinierten Ölen bildet sich genau wie bei nativen auch bei sehr hohen Temperaturen Acrolein. Der Unterschied liegt nur im Rauchpunkt: Aus raffinierten Ölen wurden die freien Fettsäuren entfernt, welche bei nativen Ölen als Erste abdampfen. Daher qualmen sie nicht so schnell wie native Öle. Also: Einen Gesundheitsvorteil haben sie dabei nicht. Aber wer brät sein Steak schon gerne in rauchendem Öl an? Und zudem sind die raffinierten Öle geschmacksneutral."

Frage: „Es gibt aber ja auch native Öle mit hohem Rauchpunkt. Zum Beispiel Traubenkernöl."

Dr. Matthäus: „Tatsächlich? Wir haben hier so viele native Traubenkernöle getestet. Die hatten auch einen Rauchpunkt von 130 Grad bis 190 Grad Celsius – in diesem Rahmen spielt sich das eigentlich bei allen nativen Ölen ab."

Frage: „Moment. Aber gerade über Traubenkernöl liest man das doch so oft."

Dr. Matthäus: „Ich weiß nicht, warum. Vielleicht schreibt der eine das vom anderen falsch ab."

Frage: „Kommen wir zu einem weiteren Thema: Es ist bewiesen, dass wir viel mehr Omega-6 und weniger Omega-3 aufnehmen als unsere Vorfahren. Folgerichtig sollten wir Pflanzenöle meiden, die einen hohen Omega-6-Anteil haben."

Dr. Matthäus: „Ja. Besser sind hier Öle mit hohen Gehalten an einfach ungesättigten Fettsäuren wie Ölsäure, die verstärkt in die Partikel des LDL-Cholesterins eingebaut werden. Omega-6-Fettsäuren werden im Gegensatz zur Ölsäure leicht oxidiert, so dass das Arteriosklerose-Risiko durch Plaquebildung in den Arterien gefördert wird."

Frage: „Die Umwandlung von ALA in die langkettigeren Omega-3-Fettsäuren DHA und EPA wird durch Omega-6

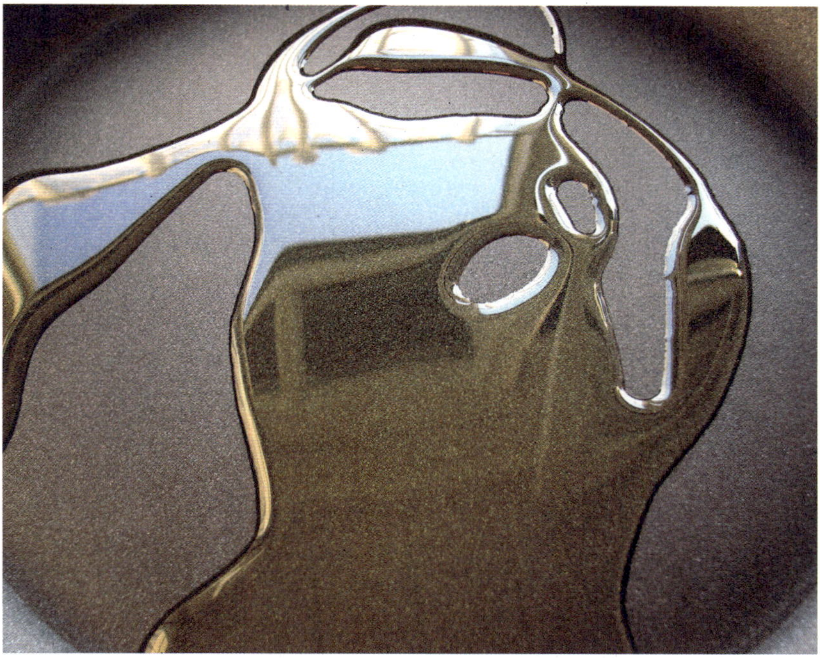

-Fettsäuren gehemmt. Wie sehr sollte man auf die Abfolge in der Ernährung achten?"

Dr. Matthäus: „Omega-3-reiche Kost sollte in einem ausgewogenen Verhältnis zur omega-6-reichen Kost verzehrt werden."

Frage: „Wir waren die ganze Zeit bei Pflanzenölen. Nun mal Hitze bei die Fische..."

Dr. Matthäus: „Auch die Omega-3-Fettsäuren DHA und EPA im Fisch haben Doppelbindungen, die unter Hitze oxidieren können. Aber auch hier gilt: Die Abbauraten sind nicht so hoch. Die normale Zubereitung in der Küche dürfte also kein Problem darstellen. Dennoch gilt: Je dünner der Fisch, je heißer die Temperatur und je länger die Einwirkzeit, desto mehr Omega-3 wird zerstört."

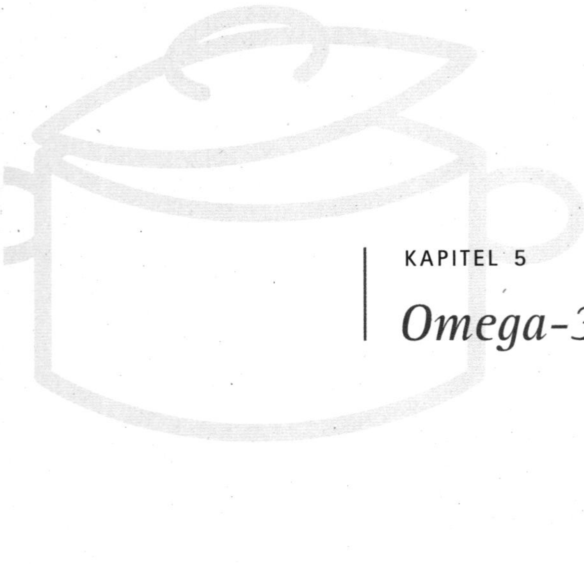

KAPITEL 5

Omega-3 praktisch

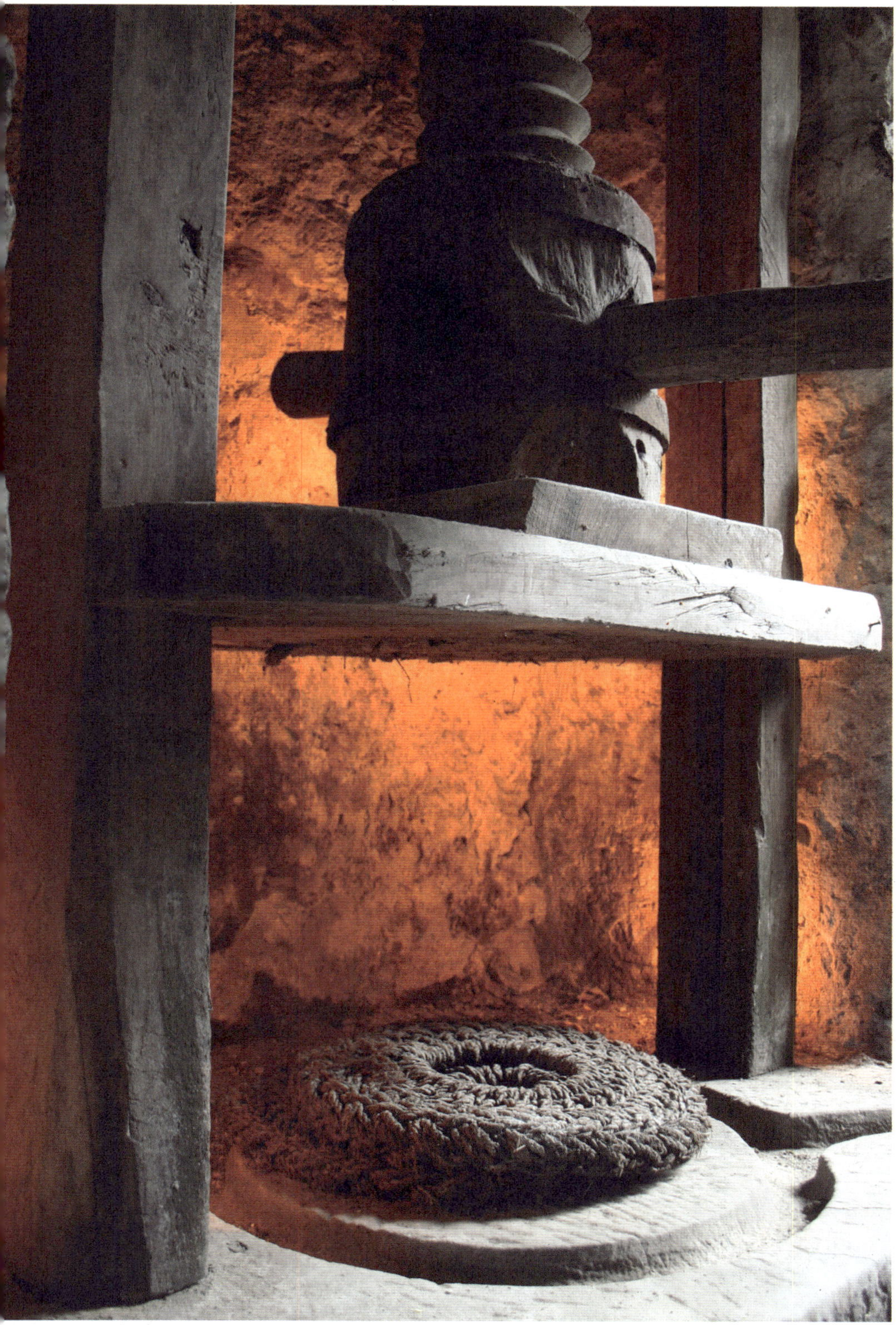

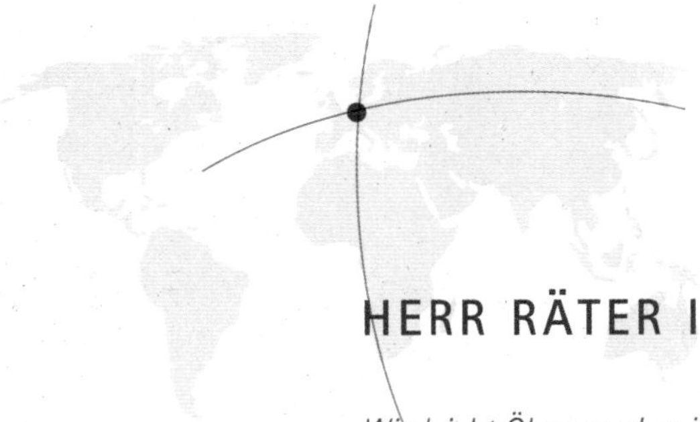

HERR RÄTER INFORMIERT SICH

Wie leicht Öl erpressbar ist. Warum ein Ölkauf gut vorbereitet sein will. Und was es mit der Katze im Sack auf sich hat.

Oldenburg, 2008, 53. Breitengrad

Und nun? Jürgen Räter betrachtet das Regal mit den Ölen im Supermarkt. Gestern hat seine Vaterzeit begonnen, für die nächsten sechs Monate ist er Hausmann und will unbedingt alles richtig machen. Dass ihn da der morgendliche Zuruf seiner Frau – „Bring Öl mit, eins zum Braten, ein gesundes für den Salat" – vor größere Probleme stellen würde, glaubte er nicht. Doch nun steht er vor dieser Öl-Wand: Olivenöl, Rapsöl, Leinöl, Sojaöl, Kürbiskernöl, sogar Fischölkapseln und auch noch ein Bestell-Flyer mit dem Hinweis auf Distelöl und Erdnussöl. Einige in dunklen Glasflaschen, andere in durchsichtigem Plastik, auf den Etiketten Begriffe wie „raffiniert", „nativ" und „kaltgepresst", die Jürgen Räter so gar nichts sagen. Der frisch gebackene Hausmann weiß nicht weiter. „Wollen wir uns lieber erst mal informieren?", fragt er seinen dreimonatigen Sohn Tom vor ihm im Kinderwagen. Das zahnlose Lachen nimmt der Vater als Zustimmung. „Okay, ich möchte wissen: Welches Öl brauchen wir wofür? Welches ist gesund für uns? Und was ist so raffiniert an einem Öl?" Zufrieden, nichts überstürzt zu haben, schiebt Herr Räter weiter zum Gemüse.

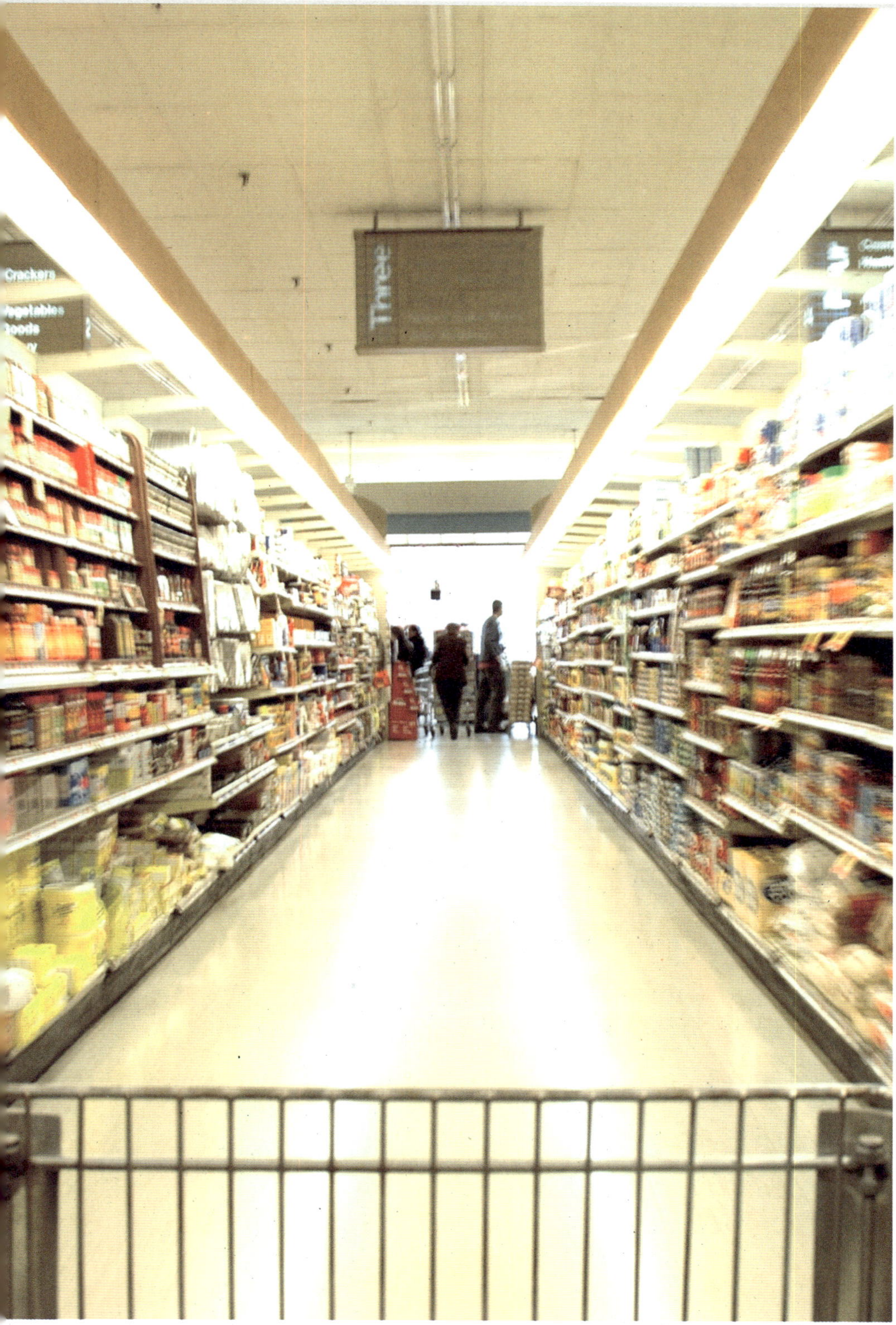
Crackers
Three

Bei seiner Recherche dürfte Jürgen Räter auf die Produktion von Speiseölen gestoßen sein. „Das ist eigentlich ein ganz einfaches Verfahren", sagt einer, der es wissen muss. Dr. Karl-Josef Groß ist stellvertretender Geschäftsführer des „Verbands der ölsaatenverarbeitenden Industrie in Deutschland" (OVID) und erläutert: „Es gibt eine Presse mit einer Spindel in der Mitte und feinen Lücken an den Rändern. Durch das Pressen der Saat wird das Öl aus den Zellen des Rohstoffs – ob Raps, Lein oder Oliven – herausgequetscht, läuft durch die Lücken, wird aufgefangen und gefiltert." Klingt einfach. „Ist es aber nicht", so Dr. Groß. „Richtig wichtig wird es im Detail – bei allen Schritten des Ölpressens kann man viel falsch machen."

Das beginnt bei der Auswahl der Saat. Sie muss sauber, richtig gelagert und getrocknet sein. Und beim Pressen selbst darf der Pressdruck nicht zu hoch sein. Wenn ein Ölmüller auch den letzten Tropfen Öl aus den Zellen herausquetschen will, presst er dabei auch Begleitstoffe wie Chlorophyll und Bitterstoffe ab – die Qualität sinkt. „Bei einer schonenden Pressung gewinnt man zwar weniger Öl, dafür schmeckt es aber deutlich besser", berichtet Dr. Groß und sagt dann einen Satz, der gleich drei Vokabeln beinhaltet, die Herrn Räter so große Probleme bereitet haben: „Hier sprechen wir von kaltgepresstem, naturbelassenem Öl, nicht von raffiniertem."

Zur Aufklärung: Bei einer Kaltpressung wird die Saat während des Herstellungsprozesses nicht erwärmt, das Öl nur durch mechanisches Pressen sowie Waschen, Filtern oder Zentrifugieren gewonnen. Auf diese Weise wird weniger Öl pro Saat gepresst, dafür bleiben Aroma und Farbe erhalten. Bei raffinierten Ölen werden dagegen in einem mehrstufigen Prozess Farb-, Geruchs- und

Geschmacksstoffe ausgefiltert. Anschließend ist das Öl gereinigt (oder auch raffiniert) und hat nahezu vollkommen seine Farbe und seinen Geschmack eingebüßt. „95 Prozent der Öle, die später im Laden stehen, sind raffiniert und damit geschmacksneutral", informiert OVID-Mann Groß.

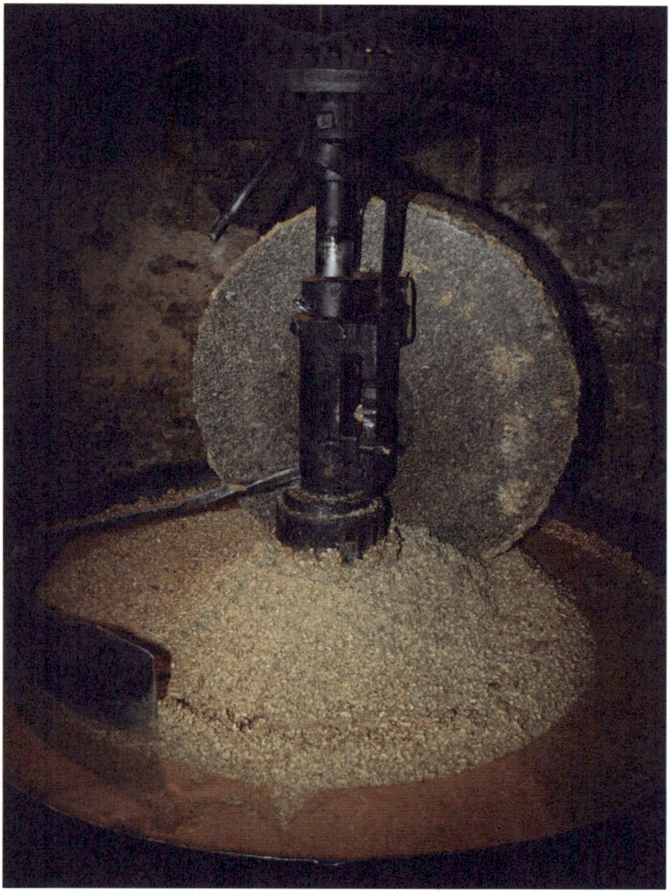

Beamen wir uns nun zur weiteren Aufklärung von Herrn Räters Fragen in das Besprechungszimmer eines großen Öl-Anbieters:

„Wir müssen das Öl in dunkle und lichtundurchlässige Flaschen füllen", ruft ein Mitarbeiter der Produktionsabteilung gerade und erklärt: „Oxidation ist der natürliche Feind unserer Öle, und sie entsteht neben zu warmen oder schwankenden Temperaturen auch durch Lichteinfluss!" – „Mag ja sein", entgegnet ihm der Marketing-Fachmann. „Aber die Leute kaufen doch nicht die Katze im Sack. Die müssen schon sehen, wie das Öl aussieht. Außerdem können die Kunden das Öl ja in ihre dunkle Speisekammer stellen."

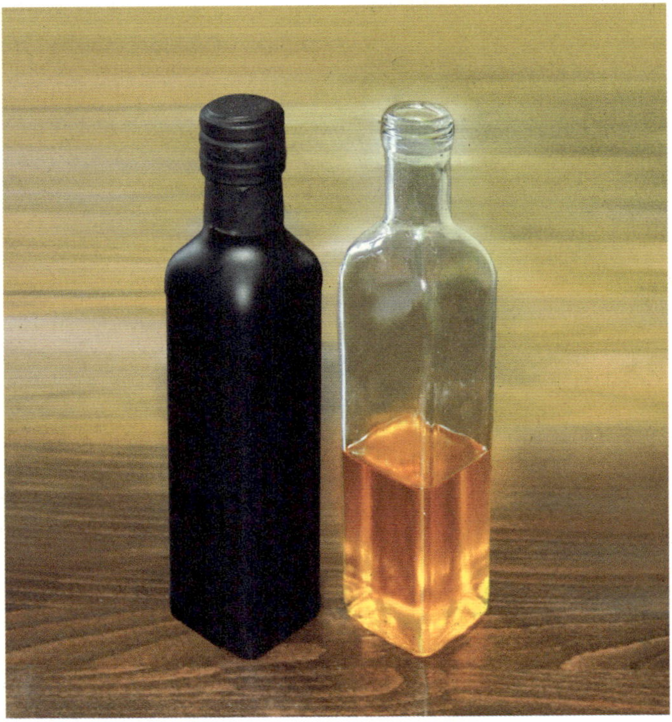

Dr. Karl-Josef Groß kennt diese Diskussion. Häufig obsiegt das Katze-im-Sack-Argument, weswegen viele Öle in Deutschland in durchsichtigen Flaschen angeboten werden. „Für raffinierte Öle, die man in der Küche häufig verwendet und die daher nach einigen Wochen verbraucht sind, ist das aber auch vollkommen in Ordnung", sagt Groß. „Wertvolle native Öle gehören dagegen in dunkle Flaschen."

Das hat Herr Räter mittlerweile ebenfalls herausgefunden. Und er hat auch schon seine Kaufentscheidungen getroffen, die er Tom auf dem Weg zurück zum Supermarkt mitteilt: „Für Salat und die kalte Küche nehmen wir natives Leinöl. Da ist das meiste Omega-3 von allen Ölen drin – und das ist gerade jetzt beim Stillen gut für Mama und dich." Tom schaut müde. „Allerdings können wir Leinöl nicht heiß machen, weil das nicht schmeckt und so schnell raucht. Daher kaufen wir zum Braten und Frittieren ein raffiniertes Öl wie Rapsöl." Tom fallen die Augen zu. „Und dann nehmen wir vielleicht noch ein Delikatess-Öl, zum Beispiel natives Olivenöl oder Traubenkernöl, für das Spiegelei und die Spagettisauce." Tom ist eingeschlafen. Jürgen Räter deckt ihn zu und murmelt: „Zum Glück weiß ich jetzt Bescheid – nächstes Mal ist das Öleinkaufen nicht mehr so anstrengend."

Küchentipps: Omega-3 in Pflanzenölen

In der folgenden Auflistung sprechen wir nur von nativen, kaltgepressten Ölen. Im Gegensatz zu raffinierten Ölen beinhalten die nativen Öle viel mehr wichtige Vitalstoffe und sind nicht geschmacksneutral. Dafür sind sie auch empfindlicher. Folgende Hinweise sollen Ihnen beim Kauf und in der Küche helfen:

Fettsäurezusammensetzung:
Hier sehen Sie, wo Omega-3 besonders drin steckt. Bei Ölen mit hohem Omega-6-Anteil sind zwei Aspekte zu bedenken: Omega-6 hemmt die Umwandlung von Omega-3 in seine langkettigeren, aktiveren Formen. Und unsere Nahrung beinhaltet heutzutage ohnehin schon viel Omega-6.

Tipps zum Erhitzen:
Doppelbindungen von mehrfach ungesättigten Fettsäuren oxidieren unter Hitze leicht. Dies führt zu ranzigem Geschmack. Lein-, Raps- und Sojaöl, Sonnenblumen- oder Distelöl sollten daher nicht erhitzt werden.

Rauchpunkt:
So heißt die niedrigste Temperatur, bei der eine sichtbare Rauchentwicklung beginnt. Erst bei weiterer hoher Erhitzung zersetzen sich die Triglyzeride des Öls in Glyzerin und freie Fettsäuren. Wird das Öl noch heißer, entsteht aus dem Glyzerin das Acrolein – und das ist gesundheitsschädigend.

Vitamin E:
Vitamin E wirkt antioxidativ und verhindert so, dass Öle schnell ranzig werden. Öle mit hohem Vitamin E-Gehalt sind also länger haltbar.

Lagerung und Haltbarkeit:
Kaufen Sie Pflanzenöle, die in lichtundurchlässigen Behältern abgefüllt sind. Je empfindlicher das Öl, desto kühler sollte die Lagertemperatur sein. Im Zweifel stellen Sie es in den Kühlschrank.

Werfen Sie bitte zusätzlich immer noch einen Blick auf das Etikett Ihres Speiseöls und richten Sie sich nach den dort aufgeführten Werten.

Legende:

nicht erhitzen

kein Omega-3

viel Vitamin E

mäßig Vitamin E

wenig Vitamin E

Fettsäurezusammensetzung:

- gesättigte Fette
- einfach ungesättigte Fettsäure (Ölsäure)
- Omega-6
- Omega-3

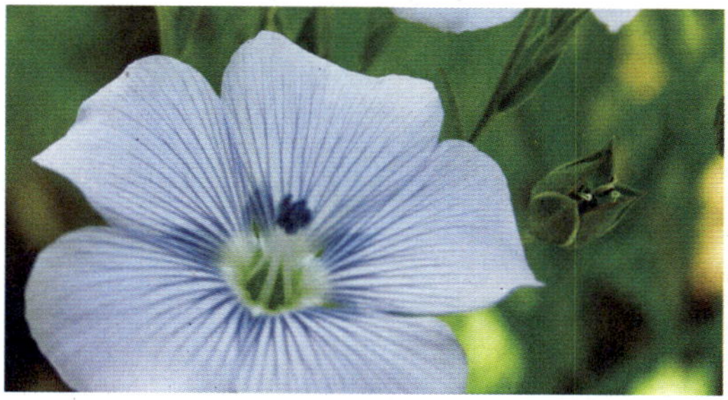

Leinöl

Ganze 57 Prozent: Leinöl ist der Omega-3-König unter den Ölen, kein anderes heimisches Öl weist einen derart hohen Anteil an dieser essenziellen ungesättigten Fettsäure auf. Mit seinem milden, leicht nussigen Aroma besonders lecker zu: Quark, Jogurt und Salat. Bitte nicht erhitzen.

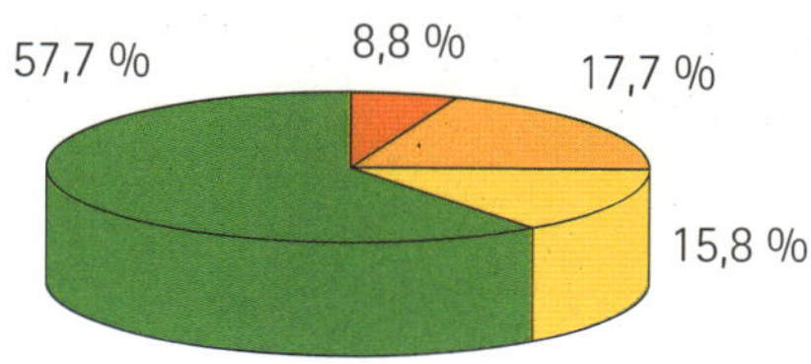

Küchentipps: Omega-3 in Pflanzenölen

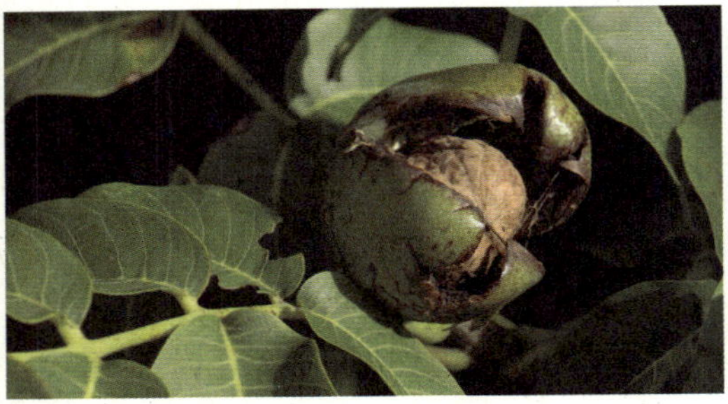

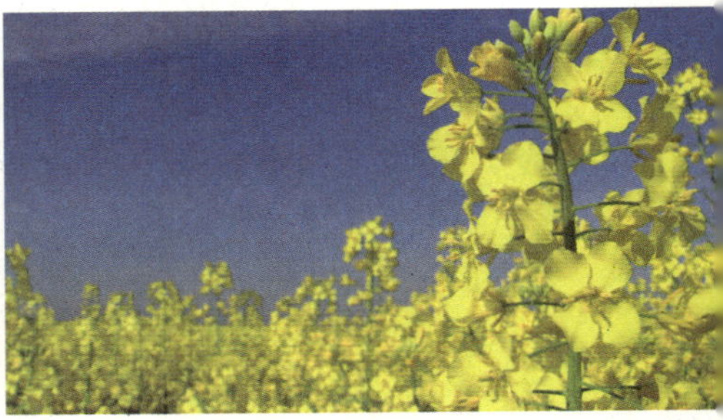

Walnussöl

Walnussöl ist kaltgepresst ein hochwertiges Speiseöl mit intensiv nussigem Geschmack und einem geringen Anteil Omega-3. Allerdings könnte der hohe Omega-6-Gehalt die Umwandlung von ALA in die langkettigeren Formen hemmen. Walnussöl passt gut in die französische Feinschmeckerküche – zum Beispiel zur Herstellung von Salat-Dressings aber auch süßen Crêpes. Insbesondere Feldsalat wird mit Walnussöl zu einer Delikatesse.

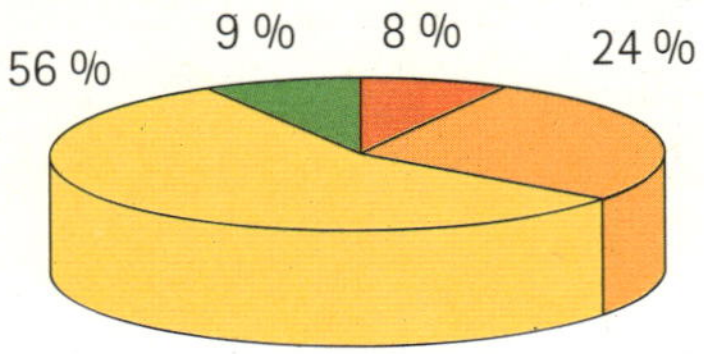

Rapsöl

Besonders lecker: Dank seines herzhaften Geschmacks passt natives Rapsöl am besten zu Kraut-, Bohnen- und Kartoffelsalaten. Zudem ist es zum Einlegen von Gemüse geeignet. Kaltgepresstes Rapsöl enthält etwa zu neun Prozent Omega-3 und weitere ungesättigte Fettsäuren.

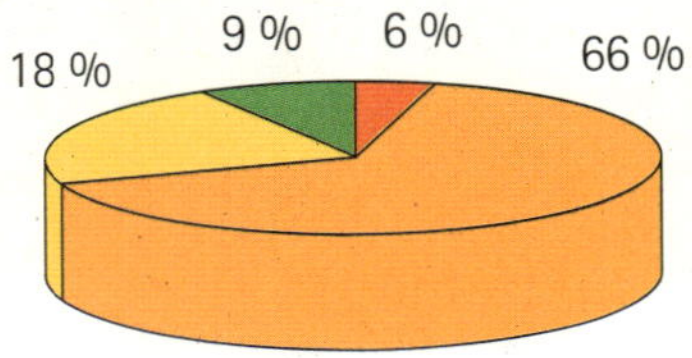

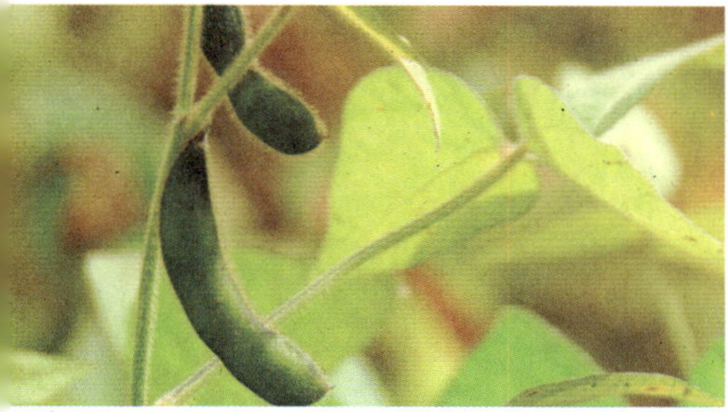

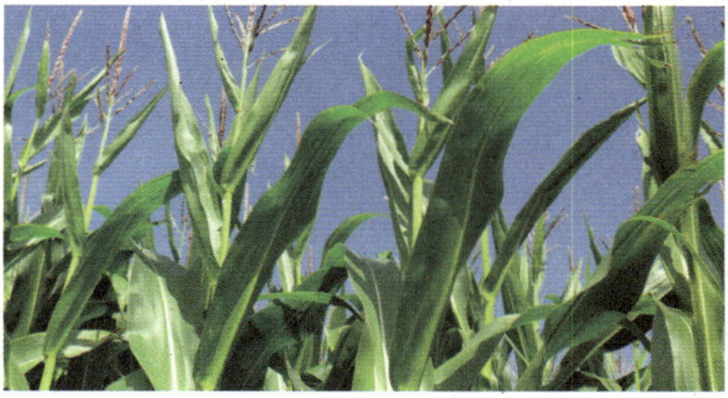

Sojaöl

Sojaöl enthält Lecithin und zu kleinen Teilen auch Omega-3. Es sollte wegen seines hohen Omega-6-Gehaltes aber nicht gemeinsam mit omega-3-reichen Pflanzenölen eingenommen werden, um die Umwandlung von ALA durch Omega-6 nicht zu hemmen. Es schmeckt sehr intensiv und sollte daher entsprechend sparsam eingesetzt werden. In der richtigen Dosierung verleiht es zum Beispiel deftigen Nudel-, Kartoffel- und Bohnensalaten eine herzhafte Note.

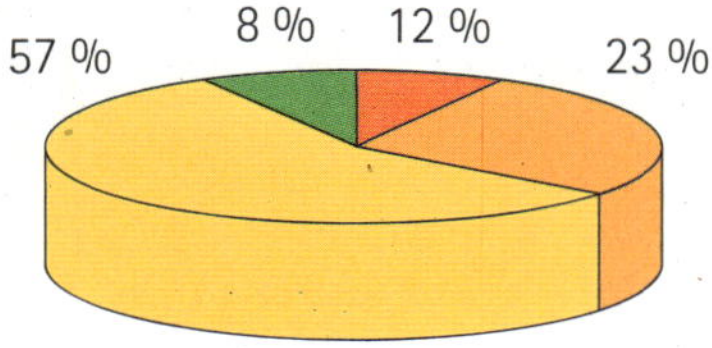

Maiskeimöl

Bevorzugt dient der Mais als Eiweiß- und Stärkelieferant. Dennoch hat das Öl des Getreidekeims neben anderen pflanzlichen Ölen seinen festen Platz in der cholesterinarmen Ernährung. Verwendet wird das geschmacksneutrale Öl bei der Zubereitung von kalten Speisen und Salaten oder zur Erzeugung von Margarine. Es sollte nicht zum Kochen, Braten und dergleichen verwendet werden, da durch Erhitzen ein Großteil der wertvollen Inhaltsstoffe zerstört wird.

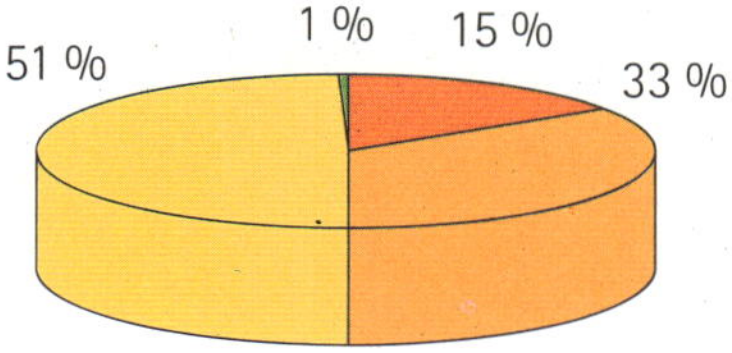

Küchentipps: Omega-3 in Pflanzenölen

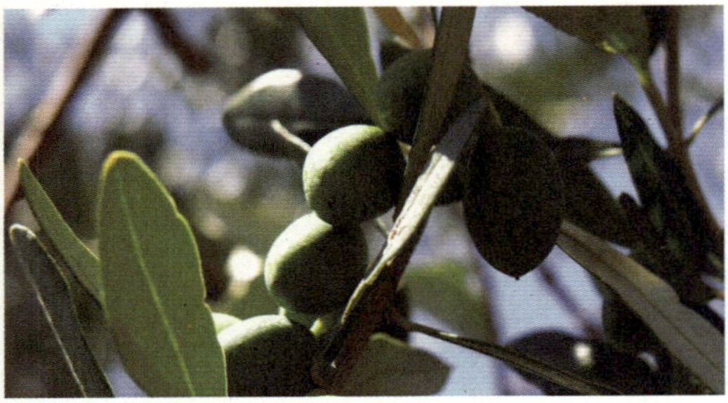

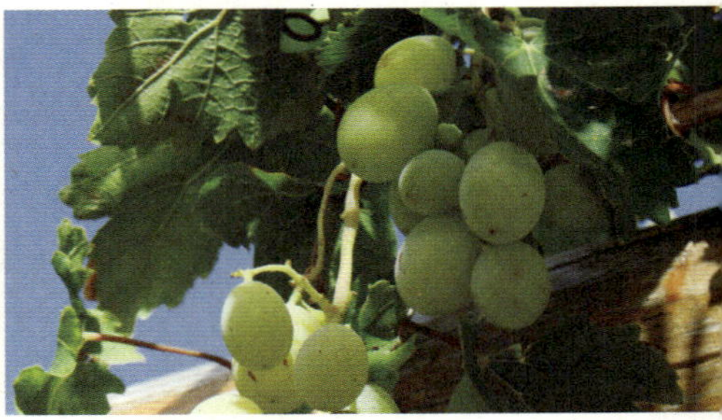

Olivenöl

Olivenöl gilt als sehr gesund, insbesondere wegen seiner Polyphenole. Die englische Bezeichnung „Extra Virgin" entspricht dem Deutschen „Nativen Olivenöl Extra". Dies ist die höchste Güteklasse. Besonders lecker in der mediterranen Küche.

Traubenkernöl

Im Traubenkernöl steckt einer der wirksamsten Herzschützer, ein bestimmtes Polyphenol. Seine antioxidative, krebshemmende Wirkung ist 50mal stärker als die des dafür bekannten Vitamin E. Von Vitamin E hat Traubenkernöl aber auch gleich noch eine Menge: Mit 70 mg nimmt es Platz 2 nach Sonnenblumenöl ein. Zudem ist kaltgepresstes Traubenkernöl wirklich delikat.

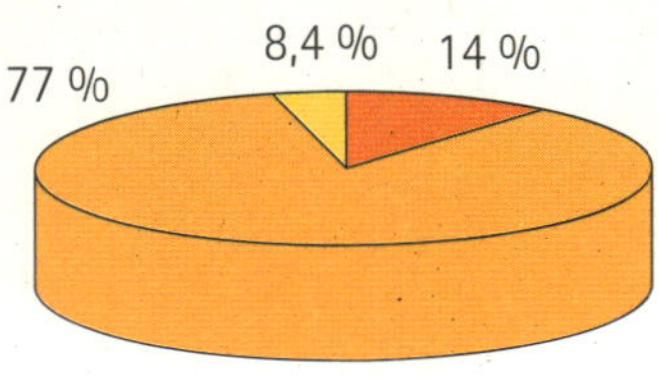

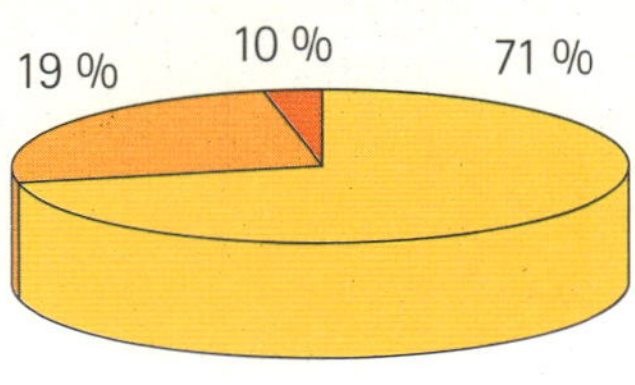

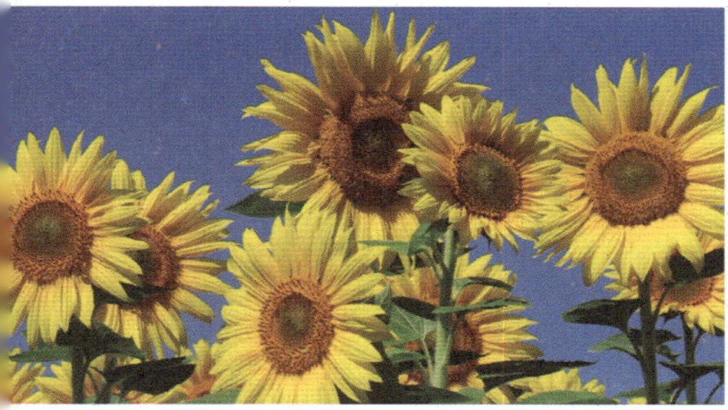

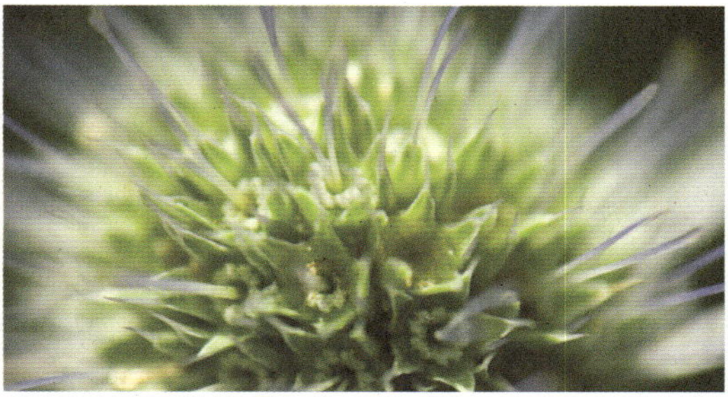

Sonnenblumenöl

Kaum ein anderes Pflanzenöl, außer Weizenkeimöl, hat so viel Vitamin E, und nur Distelöl hat einen höheren Omega-6-Anteil. Es sollte also nicht gemeinsam mit omega-3-reichen Pflanzenölen eingenommen werden, um die Umwandlung von ALA durch Omega-6 nicht zu hemmen. Besonders lecker: zu Salat und Rohkost wegen des milden Geschmacks.

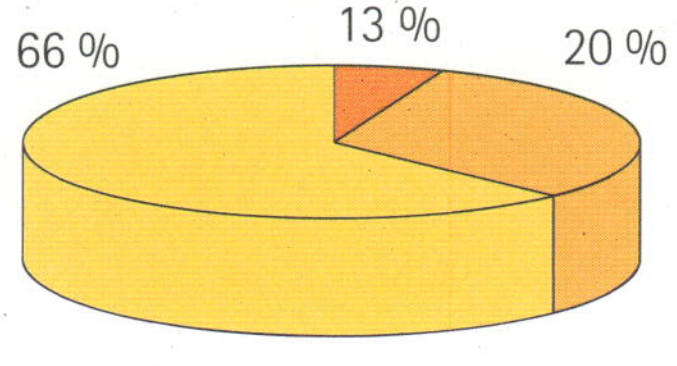

Distelöl

Distelöl hat den höchsten Omega-6-Anteil aller hier vorgestellten Öle. Es sollte also nicht gemeinsam mit omega-3-reichen Pflanzenölen eingenommen werden, um die Umwandlung von ALA durch Omega-6 nicht zu hemmen. In der Fettsäurezusammensetzung ähnelt es stark dem Sonnenblumenöl. Geschmacklich ist Distelöl sogar noch milder als Sonnenblumenöl und ist daher besonders lecker zu allen Gerichten, die in ihrem Eigengeschmack verstärkt werden sollen.

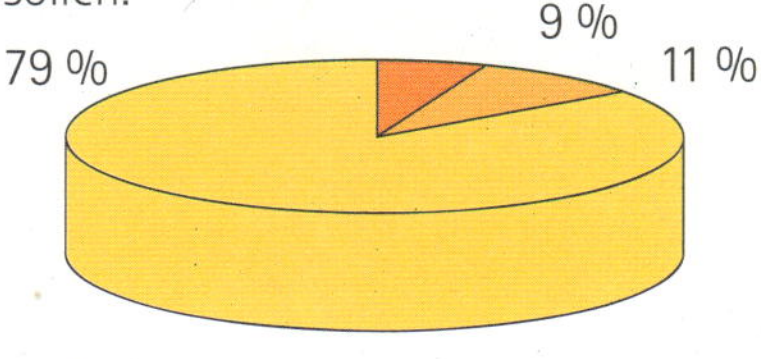

Küchentipps: Omega-3 in Pflanzenölen

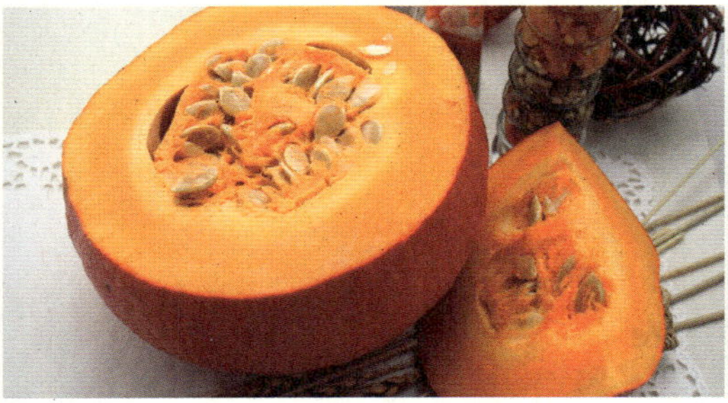

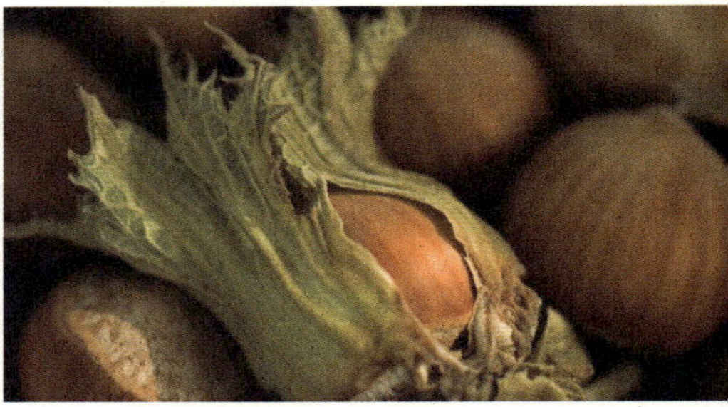

Kürbiskernöl

Der Steirische Ölkürbis, eine lokale Sorte des Gartenkürbisses, schenkt der Welt die Kerne für Kürbiskernöl. Zum Anmachen von Blattsalaten und Rohkost, aber auch von warmem Gemüse ist Kürbiskernöl mit seinem nussigen Aroma gut geeignet.

Haselnussöl

Haselnussöl heißt wie es schmeckt und ist leicht verdaulich sowie sehr vitamin-E-reich. Das feine Aroma eignet sich ausgezeichnet zum Backen, für Desserts und Salate. Doch Achtung: Haselnussöl ist trotz hohem Vitamin E-Gehalt nicht sehr lange haltbar.

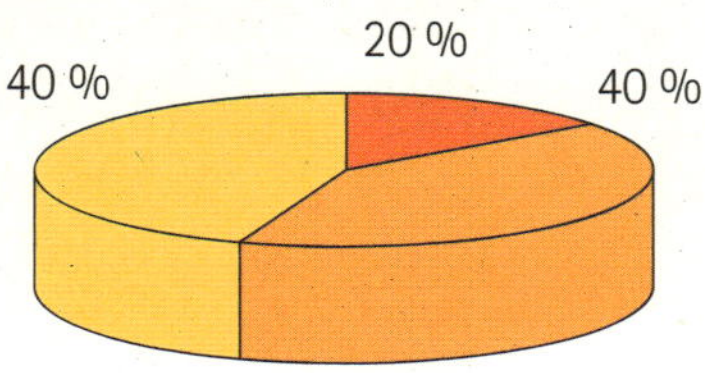

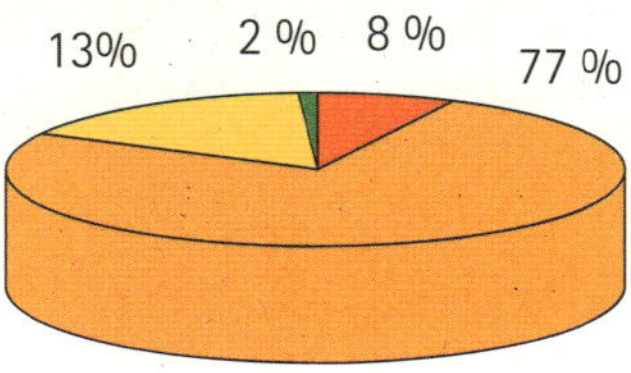

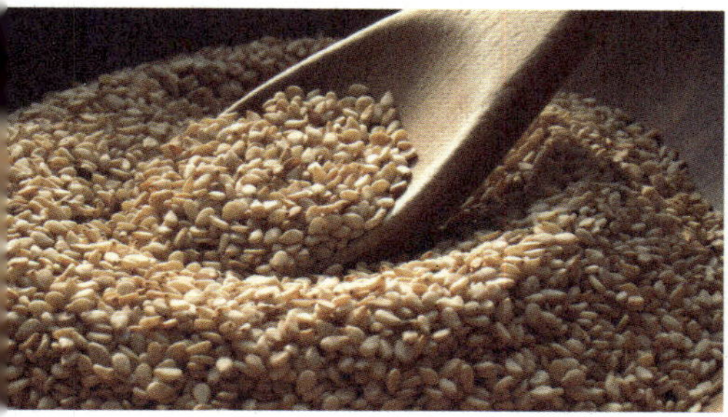

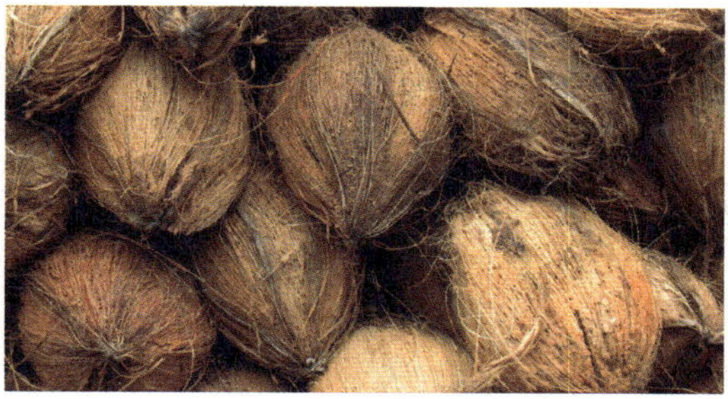

Sesamöl

Sesamöl gehört zu den ältesten Ölpflanzen der Welt und wird aus den weißen und schwarzen Sesamsamen gewonnen. Besonders lecker für die asiatische Küche und für die Verfeinerung von Gemüse, Fisch, Reis oder Nudeln.

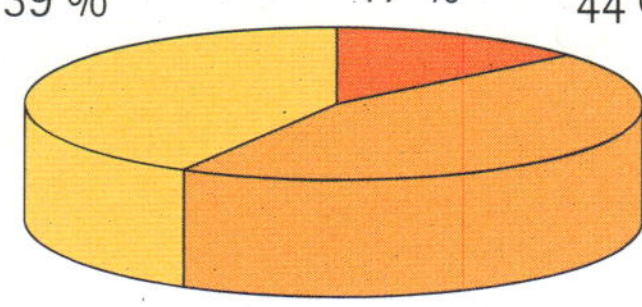

Kokosöl

Kokosöl spritzt nicht und eignet sich zum Braten und starken Erhitzen. Wegen seiner Konsistenz wird es auch oft als Kokosbutter oder -fett bezeichnet. In Deutschland wird bereits seit 1894 ein Kokosfett angeboten, das aber teilweise chemisch gehärtet bzw. mit anderen Fetten gemischt ist. Kokosöl ist nicht nur zum Kochen geeignet, sondern auch für die Haut- und Haarpflege. Besonders lecker schmeckt das Kokosaroma zu exotischen Speisen.

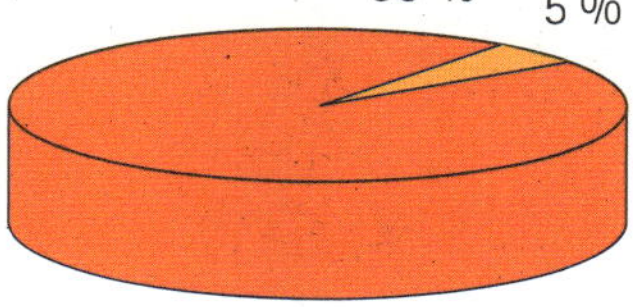

Küchentipps: Omega-3 in Fisch

Und wie verhält es sich nun mit dem Omega-3 in Fisch – so ganz praktisch? Überlebt Omega-3 bei 220 Grad Celsius im Backofen? Oder gilt: Die Fettsäuren bleiben nur im rohen Fisch unbeschadet?

Sushi

Das Omega-3 bleibt in dem rohen Fisch optimal erhalten. Sushi ist eine gute Omega-3-Quelle – vorausgesetzt es ist ein fetter Seefisch, der sich von omega-3-haltigen Plankton-Algen ernährt hat.

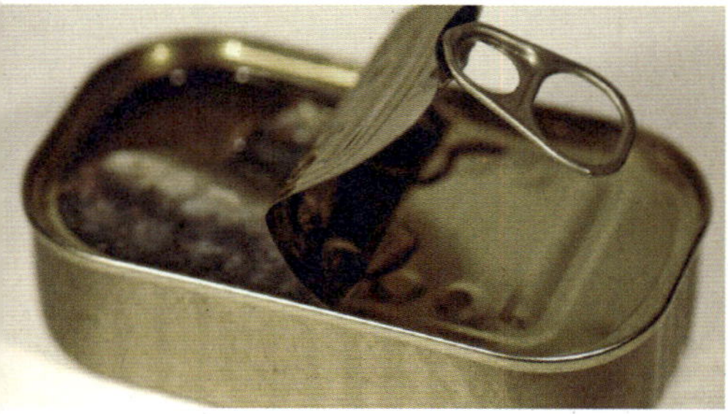

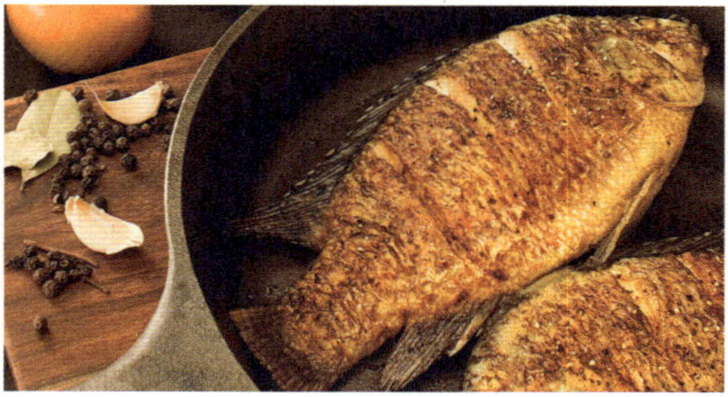

Fischkonserven

Omega-3 ist fettlöslich. Das bedeutet, dass es von dem umgebenden Fett mehr oder weniger aus dem Fisch herausgelöst werden kann. Der Fisch enthält dann dementsprechend weniger Omega-3. Bei z.B. Ölsardinen sollte daher darauf geachtet werden, dass das Öl ebenfalls mitverzehrt werden kann. Aber Achtung: Gerade Ölkonserven enthalten häufig günstigeres Öl. Bei in Wasser eingelegten Fischen besteht das Problem nicht, da Omega-3 nicht wasserlöslich ist.

Bratfisch/Backfisch

Hier gilt: Je höher die Temperatur, je länger die Dauer des Erhitzens und je dünner der Fisch, desto mehr Omega-3 geht verloren. Allerdings sind die Abbauraten nicht so hoch, wie man denken könnte.

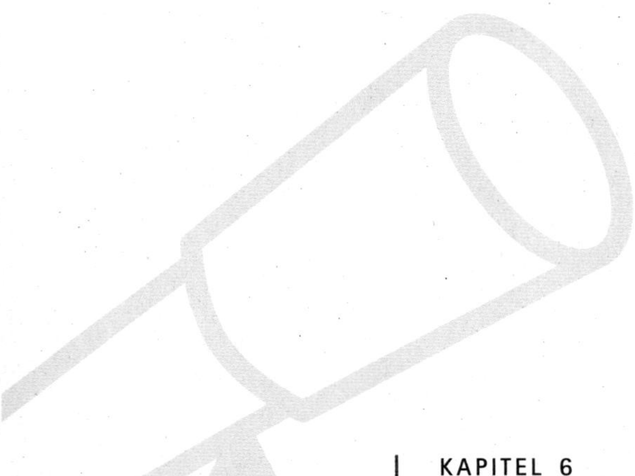

KAPITEL 6

Omega-3 in der Zukunft

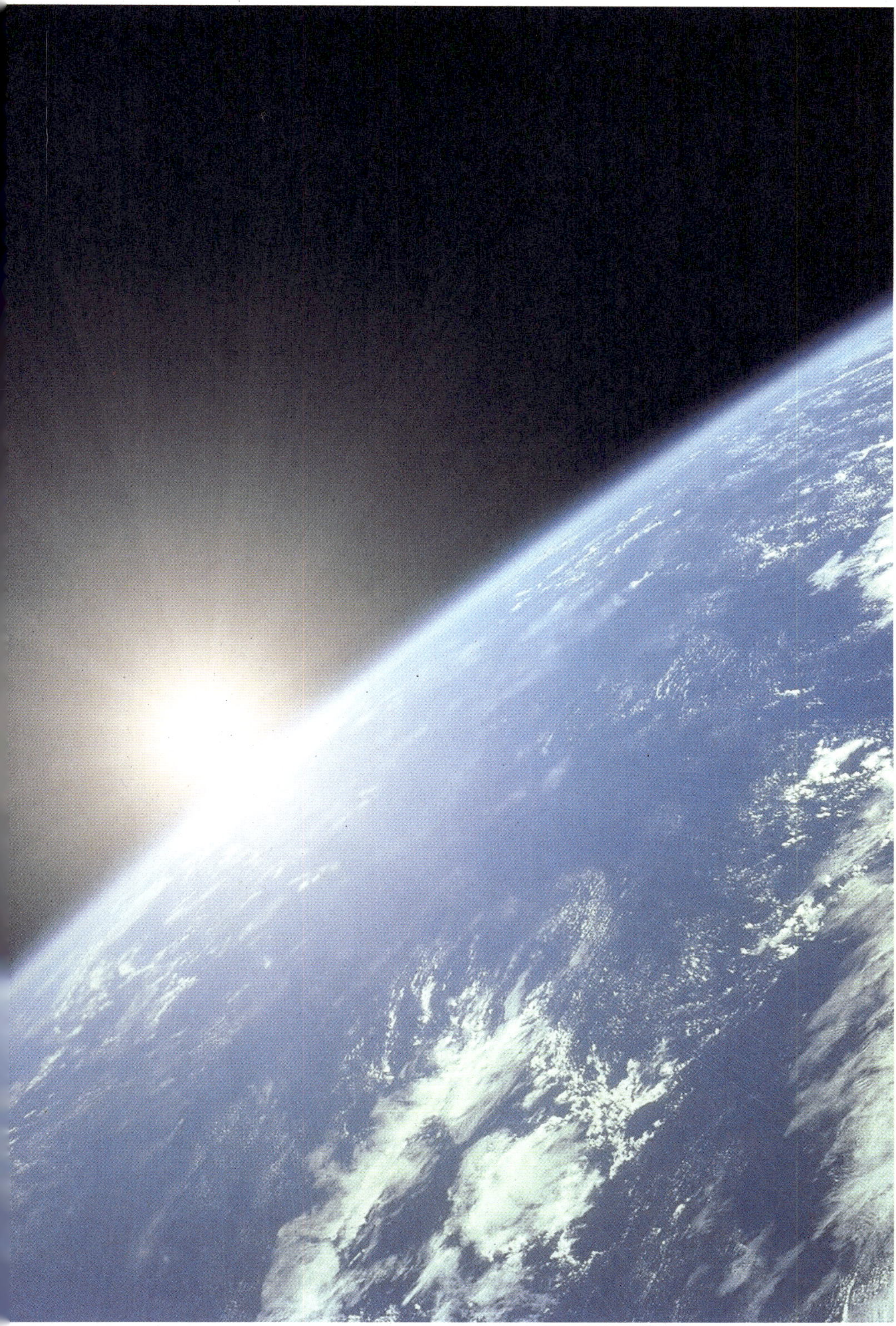

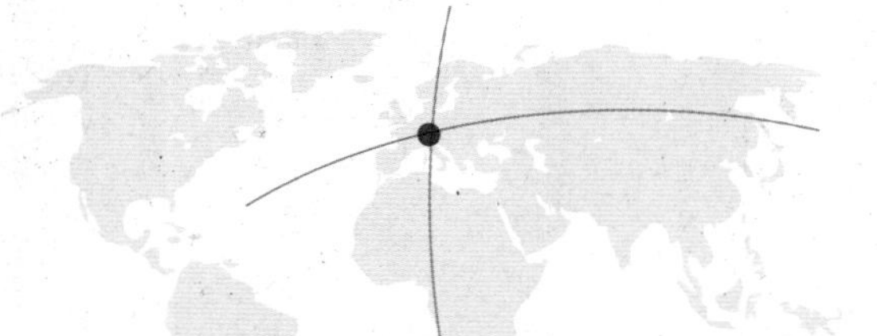

DIE GRENZEN DES WISSENS

Dass es äußerst positiv ist, leere Gläser zu füllen. Wieso Leinöl immer noch nicht vom Tisch ist. Und warum der Neffe der Sache auf den Grund gehen muss.

Tessin (Schweiz), 2006, 46. Breitengrad

Drinnen nahm die Feier Schwung auf, Gelächter und Gesprächsfetzen plätscherten durch die geöffnete Terrassentür, und weiter hinten traf eine sternenklare Nacht auf die schwarzen Bergkämme der Alpen. Auf der Terrasse standen zwei Männer und tranken eine Flasche weißgekelterten Merlot.

Der ältere von ihnen hatte bis eben erzählt. Es war eine lange Geschichte gewesen. Über seine Kindheit als Vollwaise in Obhut seiner Tante. Über zu wenig Liebe und zu viel Lehre. Über ihren Tod. Über seine zwischen Trauer, Ablehnung und Bewunderung schwankenden Gefühle. Und über ein Erbe, das ihm zu schwer schien. Der Mann hieß Dr. Armin Grunewald und war der Neffe der berühmten und berüchtigten Fettforscherin Dr. Johanna Budwig.

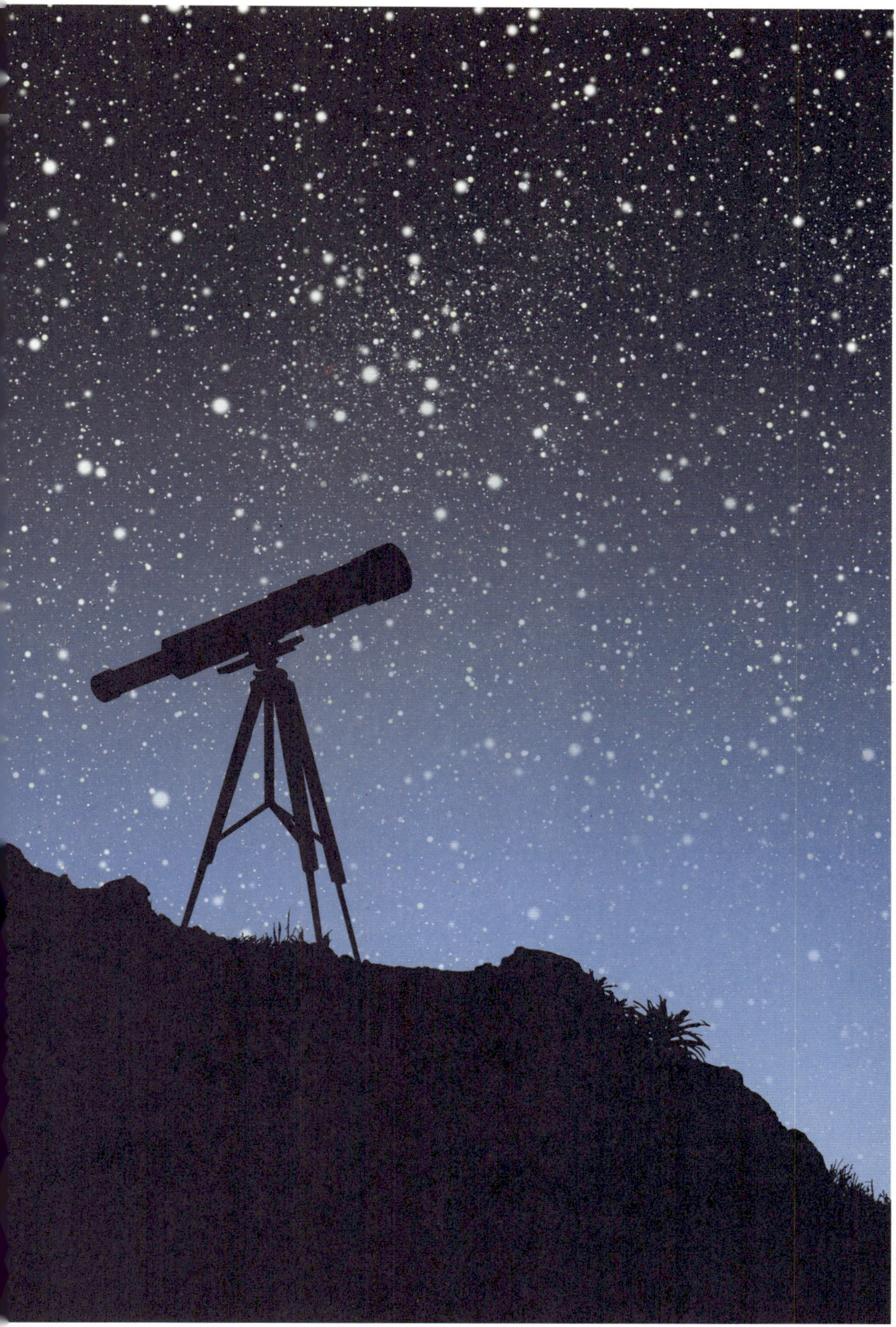

Der zweite Mann hatte die ganze Zeit nichts gesagt. Helmut Jordan war Chef einer Werbeagentur und viel zu klug, um seinen langjährigen Nachbarn und Freund zu unterbrechen. Jetzt schwiegen beide, sie hörten eine Weile dem Partylärm und den Grillen zu. Dann blickte Helmut Jordan seinen Freund an und fragte: „Okay, Armin. Und was willst du nun mit deinem Erbe tun?" Er schenkte die beiden Weingläser nochmals voll. Denn für ihn war das nicht das Ende einer Geschichte, sondern erst der Anfang. Er sollte Recht behalten.

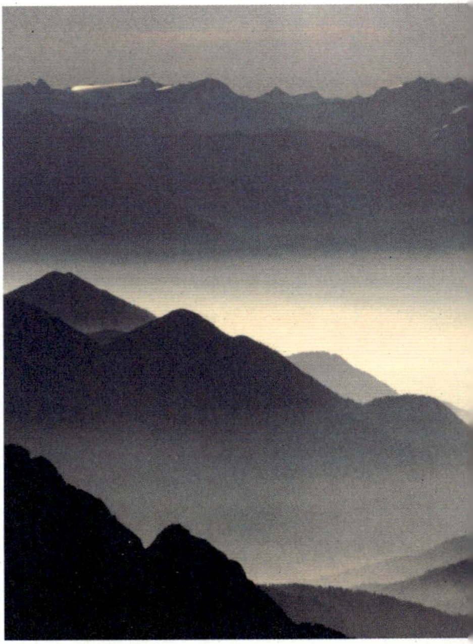

Zwei Jahre später wird die Dr. Johanna Budwig Stiftung in Oldenburg gegründet. Sie soll die freie Omega-3-Forschung unterstützen und das wissenschaftliche Erbe von Frau Dr. Johanna Budwig bewahren und weiterentwickeln. Denn genau das ist es, was Dr. Armin Grunewald machen will: sich mit dem Erbe seiner Tante inhaltlich auseinander setzen. „Sie war nicht nur als Person schwierig", gibt er zu, „sie bewegte sich auch als Heilpraktikerin oft an den Grenzen der Wissenschaftlichkeit." Insbesondere ihre Methoden zur Krebsbehandlung polarisierten extrem. Mit

Leinöl, Quark und Sonne wollte sie die Tumore dieser Welt stoppen und behandelte selbst Schwerstkranke auf diese Weise.
Die damalige Wissenschaft nahm die Leinöl-Quark-Diät nicht ernst, ignorierte sie und hielt sie für gefährlichen Humbug. Ein großes Archiv mit regalfüllenden Dankesschreiben geheilter Krebspatienten aus aller Welt steht auf der anderen Seite. Nach dem Tod seiner Tante spürte Dr. Armin Grunewald eine wachsende Verantwortung: „Als Mediziner und als Mensch fühlte ich mich zum Handeln gezwungen, denn das Thema ist viel zu ernst, um es im Bereich des gefährlichen Halbwissens zu belassen." Er will jetzt wissenschaftlich prüfen und aufarbeiten. Die Dr. Johanna Budwig Stiftung soll nun eine freie Omega-3-Forschung ermöglichen und auch das Thema Krebs nicht ausklammern.

Hierbei wird es allerdings auch um pflanzliche Östrogene gehen: Denn die wissenschaftlichen Studien mehren sich, die den im Leinöl enthaltenen Lignanen tatsächlich eine positive Wirkung auf bestimmte Krebsarten zubilligen.

„Sie hatte mit mehr Dingen recht, als die Wissenschaft damals erkennen konnte", ist sich der Budwig-Neffe sicher. Wie seine Tante reist der 55-jährige 7-fache Familienvater mittlerweile durch Deutschland und hält Vorträge über das wichtige Thema Omega-3 und auch über die Öl-Eiweiß-Kost. Um die Forschung durch die Stiftung zu ermöglichen, hat sein Freund Helmut Jordan mit dem Kaufmann Hans-Gerd Harbers eigens eine Marke (Dr. Budwig's Bestes) entworfen, unter deren Namen die Original-Ölrezepturen und weitere Omega-3-Produkte vertrieben werden. Eine eigene Internet-Wissensdatenbank und ein Online-Forum bringen den wissenschaftlichen Dialog und Disput im Netz voran. Denn längst ist belegt, was Dr. Johanna Budwig über ihre Lieblingsfettsäure aus dem Lein versprach: Omega-3 hilft bei vielen großen Volkskrankheiten. Diabetes, Depressionen und Alzheimer gehören dazu, Herz-Kreislauf- und Auto-Immunerkrankungen ebenfalls.

„Ich sehe dringenden Informationsbedarf", so der Arzt, „gerade vor dem Hintergrund, dass wir in den Industrienationen eine dramatische Unterversorgung an Omega-3 zu beklagen haben." Der Mann mit den großen braunen Augen massiert sich die Schläfen. Fast wäre es wie damals mit dem Skorbut, der häufigsten Todesursache bei den Seeleuten im Mittelalter. „Erst 1754 konnte der britische Schiffsarzt James Lind zeigen, dass Vitamin C gegen Skorbut half", so Dr. Grunewald, „doch die Erkenntnisse setzten sich nur langsam durch: Vitamin C war noch viel zu unbekannt." Dann lässt Dr. Armin Grunewald seinen Blick über die Stadtgrenzen Oldenburgs hinaus, über die Bergkämme der Tessiner Alpen hinweg direkt in die Zukunft schweifen und stellt die Frage, die heute noch niemand beantworten kann: „Was wäre, wenn wir das Millenium-Defizit an Omega-3 ganz einfach stoppen könnten?"

Das Autorenteam

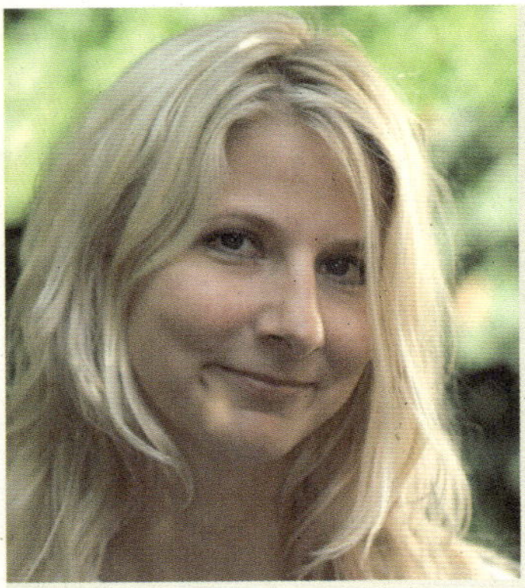

Rieke Hümpel

Rieke Hümpel arbeitete mehrere Jahre als freie Journalistin für die Wissenschaftsredaktion der Berliner Morgenpost. Heute ist die Diplom Biologin und ausgebildete Zeitungs- und Schulbuchredakteurin Mitgesellschafterin bei „Text aus Oldenburg". Auf der Suche nach der Omega-3-Antwort stürzte sie sich begeistert in eine mehrmonatige Recherche. Nach Abschluss des Buches konnte nur exzessiver Leinöl-Konsum sie davon abhalten, in ein tiefes Loch zu fallen.

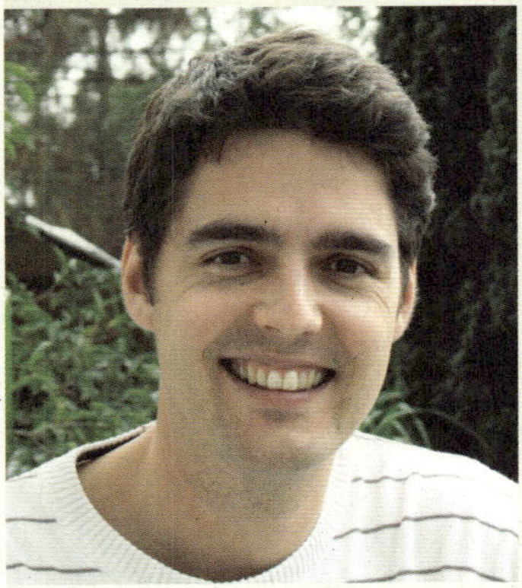

Alexander Schmolke

Alexander Schmolke hat sich als ausgebildeter Zeitungsredakteur mit dem Textbüro „Text aus Oldenburg" selbstständig gemacht. Während dieses Buch entstand, wurde seine unglaublich süße Tochter Eva geboren. Die Niedlichkeit von Eva können wir zwar beim besten Willen nicht mit Fettsäuren erklären. Aber beim Thema Omega-3 für Mutter und Kind glänzte Alexander Schmolke als absoluter Star in der Wickelgruppe.

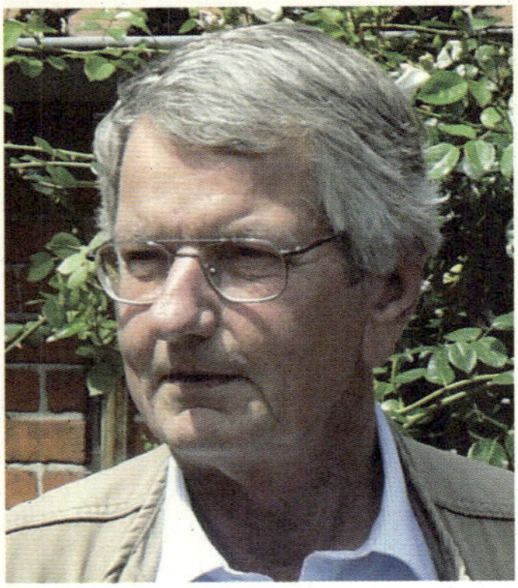

Dr. Michael Hümpel

Dr. Michael Hümpel ist Autor von mehr als 80 wissenschaftlichen Veröffentlichungen und arbeitete über 30 Jahre in der Arzneimittelentwicklung für die Schering AG. Für „Die Omega-3-Antwort" wurde er von seiner Tochter zur Recherche relevanter Studien gezwungen. Der Biochemiker stand anfangs einer Wirkung des Naturstoffes Omega-3 auf Krankheiten äußerst skeptisch gegenüber. Mittlerweile ist er nun selbst stolzer Besitzer eines Omega-3-Abos – und seitdem voll gut drauf.

Mit Unterstützung von:

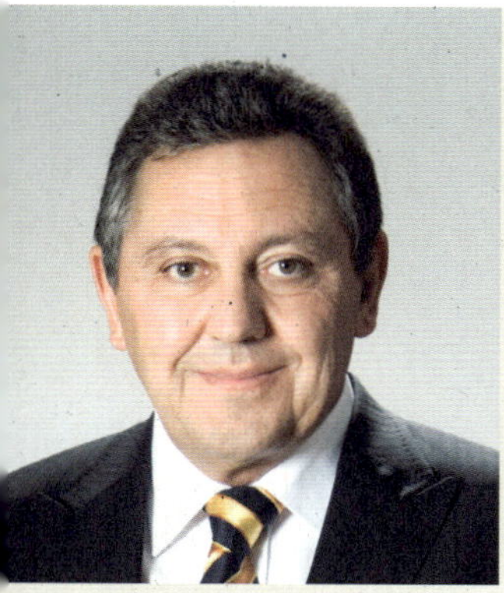

Dr. Armin Grunewald

Dr. Armin Grunewald wuchs als Halbwaise bei seiner Tante Dr. Johanna Budwig auf und ist schon von frühester Kindheit an aufs Engste mit ihren Thesen vertraut. Aufbauend auf dem Wissen seiner 30-jährigen Erfahrung als niedergelassener Arzt setzt sich der Allgemeinmediziner dafür ein, ihr wissenschaftliches Erbe einer breiten Öffentlichkeit zugänglich zu machen. Dabei erweiterte er ihre Thesen um neue Ergebnisse der Forschung.

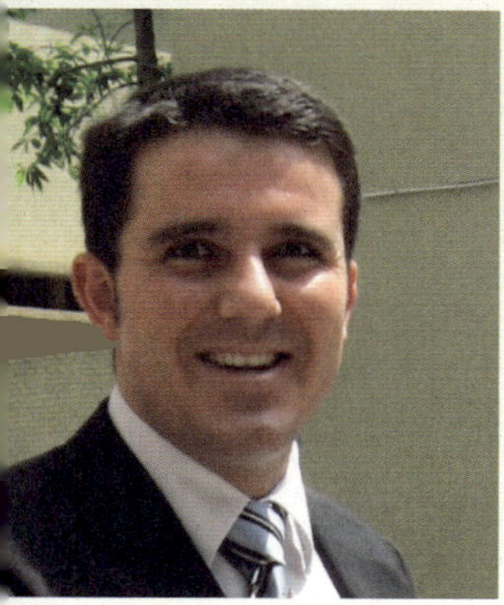

Alexander Grunewald

Alexander Grunewald ist das älteste von sieben Kindern des Budwig-Neffens Dr. Armin Grunewald. Seine Studienaufenthalte und berufliche Stationen absolvierte er in Europa, Amerika und Asien. Derzeit steht Alexander Grunewald vor dem Abschluss seiner Promotion in Hong Kong. Seine internationalen Kontakte setzt er dafür ein, das Erbe Dr. Budwigs auch über Deutschlands Grenzen hinweg einer breiten Öffentlichkeit zugänglich zu machen

Dieses Werk entstand im Auftrag und mit Unterstützung der Dr. Johanna Budwig Stiftung.

Die Dr. Johanna Budwig Stiftung wurde im September 2008 in Oldenburg gegründet - in dem Monat, in dem Dr. Johanna Budwig (1908-2003) 100 Jahre alt geworden wäre. Ausgehend vom gedanklichen Erbe der Fettforschungs-Pionierin arbeitet die Stiftung für eine gesündere Zukunft durch pflanzliches Omega-3: Sie wird das wissenschaftliche Erbe von Frau Dr. Budwig bewahren und weiterentwickeln und eine freie Omega-3-Forschung fördern, die neues Wissen hervorbringen und Antworten auf die großen Volkskrankheiten unserer Zivilisation finden soll.

Als ersten Schritt auf dem Weg zu diesem Ziel legt die Dr. Johanna Budwig Stiftung das vorliegende Werk „Die Omega-3-Antwort" vor. Es dient zum einen der Aufklärung - die dringend nötig ist: Denn obwohl es in der Wissenschaft keine Zweifel mehr an der positiven Wirkung von Omega-3 gibt, klafft in den westlichen Industrienationen eine enorme Omega-3-Versorgungslücke. Zum anderen soll „Die Omega-3-Antwort" eine fruchtbare Diskussion über dieses Thema anstoßen. Denn eine Diskussion - auch gerne eine kontroverse - erzeugt Aufmerksamkeit, die weitere wissenschaftliche Forschung und somit neue Erkenntnisse nach sich zieht.

Nicht ausgeklammert bleibt dabei auch das weite Feld der Krebserkrankungen. Johanna Budwig beschäftigte sich in ihrer Arbeit mit den Auswirkungen von Omega-3 und der Öl-Eiweiß-Kost auf diese Krankheit - und feierte auch Erfolge, wie viele Dankesschreiben geheilter Krebspatienten belegen. Die Dr. Johanna Budwig Stiftung will helfen, hier wissenschaftliche Fakten zu schaffen.

Bitte unterstützen auch Sie diesen Gedanken.

Ausblicke und weitere Antworten der Dr. Johanna Budwig Stiftung

Liebe Leser,

zur Zeit der Drucklegung dieses Buches beschäftigt sich der wissenschaftliche Beirat der Dr. Johanna Budwig Stiftung mit der Auswertung des Eurofedlipid Congress in Athen im September 2008 und der International Brain Lipid Conference in Oslo, ebenfalls im September 2008.

Von besonderer Bedeutung sind die Grundlagenforschungsergebnisse des so genannten „membrane-rebuilding" und „membrane-signalling". Bei diesem Zweig der Grundlagenforschung wird der Reparaturmechanismus der Membranen und die Bedeutung der langkettigen Omega-3-Fette für die Gen-Expression beschrieben. Auf diesem Forschungsfeld zählen auch deutsche Universitäten und Labore zur Spitzengruppe der fächerübergreifenden Wissenschaft. Hier arbeiten Zellbiologen, Biochemiker und Enzymforscher eng mit Medizinern und Genetikern zusammen.

Darüber hinaus gibt es interessante Ansätze der Neuropsychiatrie bei der Behandlung von Depressionen und Angsterkrankungen. Auch das Thema ADHS (Aufmerksamkeits-Defizit und Hyperaktivitäts-Syndrom) ist von besonderer Bedeutung im Zusammenhang mit der Omega-3-Forschung. Selbst bei der Behandlung der so genannten Schizophrenie haben erste klinische Studien gezeigt, dass eine Nahrungsergänzung mit Omega-3-Fettsäuren zu einer deutlichen Verbesserung der Wahnerkrankungen führen kann.

Wir werden in Kürze die einzelnen Forschungsschwerpunkte mit den entsprechenden Quellenangaben auf der Internetseite der Dr. Johanna Budwig Stiftung (HYPERLINK "http://www.budwig-stiftung.de" www.budwig-stiftung.de) zur Verfügung stellen.

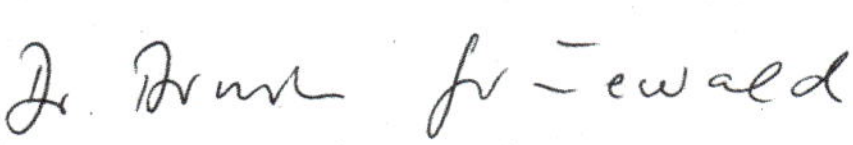

Dr. Armin Grunewald

Quellen

Kapitel 1:

Bang HO, Dyerberg J (1980): Lipid Metabolism and Ischemic Heart Disease in Greenland Eskimos. In: Draper H, ed. Advances in Nutrition Research New York, NY: Plenum Press; 1-22

Bang HO,.Dyerberg J.(1981): Personal Reflections on the Incidence of Ischaemic Heart Disease in Oslo during the Second World War. Acta Med Scand 210; 245-248

Deckert K, Deckert G, Freytag GE (edts) (1991): Urania Tierreich. Fische, Lurche, Kriechtiere. Urania Verlag, Freiburg

Gohlke H (2003): Schutz aus dem Meer: Omega-3-Fettsäuren aus Pflanzen und Fischen. HERZ HEUTE 3 (www.herzstiftung.de/pdf/zeitschriften/HH3_03_Meer.pdf)

Grimm HU (2006): „Leinöl macht glücklich", 3. Auflage, Dr. Watson Books, Stuttgart, Bad Cannstatt

Rothe W (1997):Fischöl und kardiovaskuläre Erkrankungen:Gute Erfolgschancen für nachhaltige Therapie. SANUM-Post 41; 16-21

Sinclair HM (1991): Diseases of civilisation and EFA. J Nutr 121; 1299-1304

Kapitel 2:

Bisig W, Collomb M, Bütikofer U, Sieber R, Bregy M (2008): Saisonale Fettsäurezusammensetzung von Schweizer Bergmilch. Agrarforschung 15, 38-43

Danert, Fukarek, Hammer, Hanelt, Kruse, Helm, Lehmann, Schultze-Motel (1993): Urania Pflanzenreich, Blütenpflanzen 1. Urania Verlag Leipzig Jena Berlin; 384-385

Grimm HU (2006): „Leinöl macht glücklich", 3. Auflage, Dr. Watson

Books, Stuttgart, Bad Cannstatt

ZDF Umwelt (2006): Auf dem Weg zum Turbo-Ei. Beitrag vom 09.04.2006

http://umwelt.zdf.de/ZDFde/inhalt/22/0,1872,3921238,00.html
Kantonales Laboratorium, Jahresbericht, Basel 2000

Kapitel 3:

Servan-Schreiber D (2003): "Die Neue Medizin der Emotionen", Goldmann-Verlag, München

Puri BK, Counsell SJ, Hamilton G, Richardson AJ, Horrobin DF (MRI Unit, Imperial College School of Medicine, Hammersmith Hospital, London, W12 0HS, UK): Titelgeschichte

Tanskanen A, Hibbeln JR, Tuomilehto J, Uutela A, Haukkala A, Viinamäki H, Lehtonen J, Vartiainen E (2001): Fish consumption and depressive symptoms in the general population in Finland; Psychiatric Services 52, 529-531

Peet M, Murphy B, Shay J, Horrobin D (1998): Depletion of omega-3 fatty acid levels in red blood cell membranes of depressive patients; Biol Psychiatry 43, 315-319

Literaturzitate

[1] Stoll AL, Severus WE, Freeman MP, Rueter S, Zboyan HA, Diamond E, Cress KK, Marangell LB (1999): Omega-3 fatty acids in bipolar disorder: a preliminary double-blind, placebo-controlled trial; Arch Gen Psychiatry 56, 407-412

[2] Peet M, Horrobin D (2002): A dose-ranging study of the effects of ethyl-eicosapentaenoate in patients with ongoing depression despite apparently adequate treatment with standard drugs; Arch Gen Psychiatry 59, 913-919

[3] Nemetz B, Stahl Z, Belmaker RH (2002): Addition of Omega-3 fatty acid to maintenance medication treatment for recurrent unipolar depressive disorder; Am J Psychiatry 159, 477-479

[4] Keck P, Mintz J, McElroy S, Freeman M, Suppes T, Frye M, Altshuler L, Kupka R, Nolen W, Leverich G (2003): Double-blind, randomized, placebo-controlled trials of ethyl-eicosapentaenoate in the treatment of bipolar depression and rapid cycling bipolar disorder; Biol Psychiatry 60, 1020-1022

[5] Su K-P, Huang S-Y, Chiu C-C, Shen WS (2003): Omega-3 fatty acids in major depressive disorder. A preliminary double-blind, placebo-controlled trial; Eur Neuropsychopharmacology 13, 267-271

[6] Sinclair HM (1956): Deficiency of essential fatty acids and atherosclerosis, etcetera; Lancet 1; 381-383 (letter)
[7] Bang HO, Dyberberg J (1980): Lipid metabolism and ischemic heart disease in Greenland Eskimos; In: Draper H, ed. Advances in Nutrition Research. New York, NY: Plenum Press; 1980: 1-22

[8] Dolecek TA, Granditis G (1991): Dietary polyunsaturated fatty acids and mortality in the Multiple Risk Factor Intervention Trial (MRFIT); World Rev Nutr Diet 66: 205-216

[9] Rodriguez BL et al. (1996): Fish intake may limit the increase in risk of coronary heart disease morbidity and mortality among heavy smokers. The Honolulu Heart Program; Circulation 94: 952-956

[10] Hu FB, Bronner L, Willett WC, Stampfer MJ, Rexrode KM, Albert CM, Hunter D, Manson JE (2002): Fish and omega-3 fatty acid intake and risk of coronary heart disease in women; JAMA 287 (14): 1815-1821

[11] He K, Song Y, Daviglus ML, Liu K, Van Horn L, Dyer AR, Greenland P (2004): Accumulated evidence on fish consumption and coronary heart disease mortality: a meta-analysis of cohort studies; Circulation 109: 2705-2711

[12] Mozaffarian D, Rimm EB (2006): Fish intake, contaminants, and human health; evaluating the risks and the benefits; JAMA 296 (15): 1885-1899

[13] Stern A (2007): Public health guidance on cardiovascular benefits and risks related to fish consumption; Environmental Health 6: 31-34

[14] GISSI-Preventione Investigators (1999): Dietary supplementation with n-3 polyunsaturated fatty acids and vitamin E in 11,324 patients with myocardial infarction: results of the GISSI-Preventione trial; Lancet 354: 447-455

[15] GISSI-Preventione Investigators (2002): Early protection against sudden death by n-3 polyunsaturated fatty acids after myocardial infarction: time course analysis of the results of the Groupo Italiano per lo Studio della Sopravvivenza nellÍnfarto Miocardico (GISSI)-Preventione; Circulation 105: 1897-1903

[16] Nordoy A, Marchioli R, Arnesen H, Videbaek J (2001): n-3 polyunsaturated fatty acids and cardiovascular diseases; Lipids 36 Suppl: S127-S129

[17] Kim H-Y: Neurotrophic effects of docosahexaenoic acid: me-

chanistic investigation; ISSFAL (2006), Plenary Sessions 7&8 (www.issfal.org.uk)

[18] earnest.web.med.uni-muenchen.de/news.htm

[19] Broadhurst C L et al.: Rift Valley lake fish and shellfish provided brain-specific nutrition for early Homo; Br J Nutr; 79, 3-21 (1998)

[20] Crawford M A et al.: The inadequacy of the essential fatty acid content of present preterm feeds; Europ J Pediatrics 157, S23-S27 (1998)

[21] Hornstra G et al.: Essential fatty acids in pregnancy and early human development; Eur J Obstetrics Gynecol Reproductive Biology; 20, 57-62 (1995)

[22] Rapoport S I: What are the normal rates of human brain metabolism of arachidonic and docosahexaenoic acids when their metabolic balance is altered by dietary N-3 PUFA deprivation? ISSFAL (2006), Plenary Sessions 7&8 (www.issfal.org.uk)

[23] Tully AM, Roche HM, Doyle R, Fallon C, Bruce I Lawlor B, Coakley D, Gibney MJ (2003) Low serum cholesteryl ester-docosahexaenoic acid levels in Alzheimer's Disease: a case-control study. Br J Nutr: 89:483-489.

[24] Bazan NG, Scott BL (1990) Dietary omega-3 fatty acids and accumulation of docosahexaenoic acid in rod photoreceptor cells of the retina and at synapses. UPS J Med Sci Suppl: 48:97-107.

[25] Morris MC, Evans DA, Bienias JL, Tangney CC, Bennett DA, Wilson RS, Aggarwal N, Schneider J (2003) Consumption of fish and n-3 fatty acids and risk of incident Alzheimer disease. Arch Neurol: 60:940-946.

[26] Schaefer EJ., Bongard V, Beiser AS, Lamon-Fava S, Robins SJ, Au R Tucker KL, Kyle DJ, Wilson PW, Wolf PA (2006) Plasma phosphatidylcholine docosahexaenoic acid content and risk of dementia and Alzheimer disease: the Framingham Heart Study. Arch Neurol 69:1545-1550.

[27] Green KN, Martinez-Coria H, Khashwji H, Hall EB, Yurko-Mauro KA, Ellis L LaFerla FM (2007) Dietary Docosahexaenoic Acid and Docosapentaenoic Acid Ameliorate Amyloid-ß and Tau Pathology via a Mechanism Involving Preselinin 1 Levels. J Neuroscience: April 18, 27 (16) 4385-4395

[28] Ma Q-L, Teter B, Ubeda OJ, Morihara T, Dhoot D, Nyby MD, Tuck ML, Frautschy SA, Cole GM (2007) Omega-3 Fatty Acid Docosahexaenoic Acid Increases SorLA/LR11, a Sorting Protein with Reduced Expression in Sporadic Alzheimer´s Disease (AD): Relevance to AD Prevention. J Neuroscience: December 26, 27 (52) 14299-14307

[29] Kromann N, Green A (1980): Epidemiological studies in the Upernavik district, Greenland. Incidence of chronic diseases 1950-1974; Acta Med Scand 208: 401-406

[30] Simopoulos AP (2002): Omega-3 fatty acids in inflammation and autoimmune diseases; Journal of the American College of Nutrition 21: 495-505

[31] Prickett JD, Robinson DR, Steinberg AD (1983): Effects of dietary enrichment with eicosapentanoic acid upon autoimmune nephritis in female NZB X NZW F1 mice; Arthritis Rheum 26: 133-139

[32] Weber PC, Leaf A (1991): Cardiovascular effects of omega 3 fatty acids. Atherosclerosis risk factor modification by omega 3 fatty acids; In Simopoulos AP, Kifer RR, Martin RE, Barlow SM (eds.): "Health effects of omega-3 polyunsaturated fatty acids in seafoods", vol 66, World Rev Nutr Diet. Basel: Karger, 218-232

[33] McLean CH, Mojika WA, Morton SC, Pencharz J, Hasenfeld Garland R, Tu W, Newberry SJ, Jungvik LK, Grossman J, Khanna P, Rhodes S, Shekelle P (2004): Effects of omega-3 fatty acids on lipids and glycemic control in type II diabetes and the metabolic syndrome and on inflammatory bowel disease, rheumatoid arthritis, renal disease, systemic lupus erythematosus, and osteoporosis. Summary, Evidence Report/Technology Assessment No 89; AHRQ Publication No 04-E012-1. Rockville, MD: Agency for Healthcare Research and Quality

Bildnachweise

Umschlagmotiv:	Weltkarte – Istantly, www.fotolia.de
Seite 7:	Unterwasserbild – zampa, www.fotolia.de
Seite 9:	Inuit – moodboard, www.corbis.com
Seite 10/11:	Eismeer – antoniocrp, www.sxc.hu
Seite 12:	Fische im Schnee – paologo, www.fotolia.de
Seite 15:	Hering – NiDerLander, www.fotolia.de
Seite 16:	Wal – outdoorsman, www.fotolia.de
	Fischschwarm – DJ, www.fotolia.de
Seite 17:	Plankton – Baumann, FH Aachen
	Fischölkapseln –Johanna Goodyear, www.fotolia.de
Seite 19:	Alpenkuh – bilderbox, www.fotolia.de
Seite 21:	Höhlenbild – rocailleurs, www.fotolia.de
Seite 22/23:	Leinpflanze – schweitzer-degen, www.fotolia.de
Seite 24:	Dr. Riehl - privat
Seite 26:	Leinblüte – maler, www.fotolia.de
Seite 27:	Portulak – pixelbiene, www.pixelio.de
	Perilla – koi88, www.fotolia.de
Seite 28:	Chia – Cyanocorax, www.sxc.hu
	Präparate – Stuart Monk, www.fotolia.de
Seite 29:	Eier – Alessandra Vignati Maissa, www.fotolia.de
	Hirsch – F. W. P. , www.fotolia.de
Seite 31:	Mikroskop – eldoronki, www.fotolia.de
Seite 33:	Himmel über Stadt – dimitri_c, www.sxc.hu
Seite 34/35:	Nerven – sebastian kaulitzki, www.fotolia.de
Seite 37:	Auge – sheldon gradner, www.fotolia.de
Seite 39:	Stethoskop – Falko Matte, www.fotolia.de
Seite 41:	Herzkurve – Eray Haciosmanoglu, www.fotolia.de
Seite 42:	Erlmeyerkolben – objectsforall, www.fotolia.de
Seite 43:	Wasser – Lars Lentz, www.fotolia.de
Seite 45:	Baby – piea, www.photocase.de
Seite 46:	Hände – Friday, www.fotolia.de

Seite 49:	Tulpen verkehrt – rolleyes, www.photocase.de
Seite 51:	Entzündung – ktsdesign, www.fotolia.de
Seite 53:	Statistik – Corgarashu, www.fotolia.de
Seite 54:	Mäuse – Paco Ayala, www.fotolia.de
Seite 57:	Johanna Budwig (Arbeitszimmer) – Budwig Archiv
Seite 59:	Johanna Budwig (mit Buch) – Budwig Archiv
Seite 60/61:	Johanna Budwig im Labor – Budwig Archiv
Seite 62:	Dankesschreiben – Budwig Archiv
Seite 63:	Quark - Udo Kroener, www.fotolia.de
Seite 64:	Buch – Andrzej Torkarski, www.fotolia.de
Seite 68:	Dr. Matthäus - privat
Seite 71:	Öl in Pfanne – freeday, www.photocase.de
Seite 73:	Ölmühle – Rémy MASSEGLIA, www.fotolia.de
Seite 75:	Supermarkt – Matty Symons, www.fotolia.de
Seite 77:	Ölmühle – philippe theret, www.fotolia.de
Seite 78:	Ölflaschen – Jordan Mediengestaltung
Seite 81:	Leinblüte – maler, www.fotolia.de
Seite 82:	Walnuss, Raps – CHG/AnneU, www.fotolia.de
Seite 83:	Soja, Mais – Elena Elisseeva/Swetlana Wall, www.fotolia.de
Seite 84:	Oliven, Trauben – Phototom, www.fotolia.de
Seite 85:	Sonnenblumen, Distel – Alexander Horejs/Mary Lane, www.fotolia.de
Seite 86:	Kürbis, Haselnuss – fooddesign/tanya shkondina, www.fotolia.de
Seite 87:	Sesam, Kokos – Pefkos/Nimbus, www.fotolia.de
Seite 88:	Sushi – Isame, www.fotolia.de
Seite 89:	Fischkonserve, Bratfisch – marlies plank/Olga Lyubkina, www.fotolia.de
Seite 91:	Weltkugel – PaulPaladin, www.fotolia.de
Seite 93:	Fernglas – Noel Powell, www.fotolia.de
Seite 94/95:	Alpen in Wolken – shreddhead, www.fotolia.de

Impressum

„Die Omega-3-Antwort", 2. Auflage Oldenburg 2010
Herausgegeben durch die Dr. Johanna Budwig Stiftung, www.budwig-stiftung.de. Verlegt und Finanziert durch die Dr. Johanna Budwig GmbH & Co. KG, 26122 Oldenburg, www.dr-johanna-budwig.de
Autoren: Schmolke & Hümpel - Text aus Oldenburg, www.textausoldenburg.de
Gestaltung und Satz: Jordan Mediengestaltung GmbH, www.jordanmg.de
Fotos: siehe Bildnachweise
ISBN 978-3-00-025836-7

Die in diesem Buch veröffentlichten Informationen sind von den Autoren mit allergrößter Sorgfalt erarbeitet und überprüft worden. Gleichwohl kann keine Garantie übernommen werden. Ebenso ist eine Haftung der Verfasser bzw. deren Auftraggeber für Personen-, Sach- oder Vermögensschäden ausgeschlossen.

Dieses Buch ist weder medizinischer Ratgeber noch Fachbuch. Es ersetzt auch nicht den Arztbesuch. Falls Sie gesundheitliche Beschwerden haben, lassen Sie sich also in jedem Fall von Ihrem Arzt beraten.

Die Erwähnung von Institutionen, Firmen und Marken bedeutet weder eine Empfehlung, noch dass die Genannten dieses Buch empfehlen.

An einigen Stellen haben wir uns aus Gründen des Leseanreizes dazu entschieden, historische Begebenheiten mit einigen Beschreibungen auszuschmücken. Somit beruhen die Geschichten auf wahren Begebenheiten, sind aber teilweise durch die Fantasie der Autoren abgeändert und entsprechen somit nicht der Wirklichkeit. Zudem sind aus Gründen des Schutzes der Persönlichkeit alle Namen von Patienten frei erfunden.